KAPPA BOOKS

血液をサラサラにする健康法

ガン、動脈硬化、糖尿病よ、さようなら

イシハラクリニック院長
石原結實（いしはらゆうみ）

光文社 カッパ・ブックス

まえがき

医者が増えても病気は減らない

筆者の友人が某医大で大腸ガンの摘出手術を受けて、退院するとき主治医に、「ガンの原因は何だったのでしょうか？」と尋ねたところ、「それがわかったら医学はいらない」と言われたという。別の友人の奥さんが乳ガンの手術を受けたとき、「なぜ乳ガンになったのでしょうか？」と担当医に質問したところ、「私がそれを知りたいほどです」という回答だったという。

医学の進歩は日進月歩といわれる。しかし、そのわりには病人はいっこうに減る気配はない。筆者が医師になった一九七〇年代半ばには、医師の数が十万人と少なく、医師不足が叫ばれていた。それゆえ、その後、医大がやたらと新設され、いまではかつての二倍の八十校に増え、医師の数も二・五倍の二十五万人になった。にもかかわらず罹患（りかん）率や死亡率は、減るどころか増加の傾向にある。なぜなのか？

医学は確かに、診断技術の分野、外科の手術法や救急医療の分野では目覚ましい進歩を遂げた。たとえば、つい二十五年前までは、CTスキャンやMRI（磁気共鳴映像法）による検査法はおろか、エコー（超音波）による診断技術すらもなく、血液検査でも、ガンの存在を示す腫瘍マーカーなどを検査する方法もなかった。診断学は長足の進歩を遂げたわけである。また、交通事故や心筋梗塞の発作などに対する手術法や蘇生法などの救急医療分野での発達も目覚ましいものがある。

しかし、高血圧、動脈硬化、喘息、糖尿病、慢性肝炎といった慢性病に対する治療法は、どれほど進歩したといえるだろうか。こうした慢性病に対しては、現代医学は依然として対症療法に終始しており、その原因を探って根本から治療しようとはしない。

たとえば糖尿病に対してはインシュリンを注射し、肝炎に対してはインターフェロンを注射する。喘息に対しては気管支拡張剤を処方する。高血圧に対しては、血圧が高いという症状にのみ対応して心臓の力を弱める薬や血管拡張剤を処方する。肺炎、胆のう炎、膀胱炎などの炎症性疾患に対しては、細菌やウイルスを病原菌と見なして抗生物質を乱用する。炎症の結果起きる発熱や食欲不振に対しては、解熱剤を処方したり点滴による栄養補給を行ったりして、とにかく表われた結果（症状）を抑え込もうとする。

現代医学は「木を見て森を見ず」

しかし現代医学は、どうして血糖値が高くなったのか、なぜ喘息になったのかには思いを馳せようとはしない。なぜ発熱・食欲不振が起こるのか、その原因を探ろうとはしない。ガンに対しても、現代医学は、手術・放射線療法・抗ガン剤で暴力的にガン腫を除去・壊滅させようとするが、ガンの原因を考えて対処しようとはしない。

現代医学は、冠動脈（心筋へ栄養を送っている血管）が血栓で詰まりかけたら、バルーンを入れて血管を広げることで対応しようとする。その限りでは、患者は医学の進歩の恩寵（おんちょう）にあずかりはする。つまり、交通事故でグチャグチャになった骨や筋肉や血管や内臓の破綻（はたん）を元どおりに修復してくれたり、失われた血液に対して輸血や輸液を行ってくれたりするのと同様に、人体の元々の生理状態に近づける治療においては、患者は医学の進歩の恩寵にあずかれるのだが、血栓症を完治して本来の健康状態に戻してくれる治療に関しては、現代医学は、はっきりいってお手上げの状態なのである。

こうした現代医学の限界は、病気を胃腸、肝臓、脳といった臓器別に見ようとし、人体の全体を見ようとしない態度に起因する。つまり、人体を部品の集まりとしか見ていないのだ。こうした医学の行き着く先は、必然的に臓器移植である。それでも物足らず、臓器を構成している細胞や、細胞の設計図である遺伝子レベルで病気を探ろうという方向に進もうとしている。

しかし、遺伝子の異変を云々しても、病んでいる人間の体について総合的に正確に把握できるものだろうか。水（H_2O）の性質を調べるのにH（水素）とO（酸素）を別々に究明していっても、結局は、水（H_2O）について何もわからないのと同様に、こうした現代医学のミクロビオティック（微視的）な方法論は、「木を見て森を見ず」の悪循環に陥っているのではないだろうか。

だから、現代のガンの専門医たちは、ガンの原因を尋ねられても、知らぬ存ぜぬを通して恥じることがないのだ。これでは、医学は科学だといえるだろうか。医学者は科学者といえるのだろうか。彼らは、東洋医学や民間療法を「非科学的だ」として一蹴するが、これでは、「現代医学は科学ではない」と自白しているようなものだ。なぜなら、結果（病気）に対して原因を特定しようとするのが科学なのだから。

本書は、現代医学が「非科学的だ」と一蹴する東洋医学や民間療法のマクロビオティック（巨視的）な健康観の立場に立って、人体を宇宙の一部（小宇宙）と見なし、人体を総合的・有機的に捉えて病気というものに対処しようとするものである。

とりわけ、人間が摂取する食物と、それによってもたらされる血液の性質との関係、たとえば体を温める食物を摂った場合と、体を冷やす食物を摂った場合、あるいは水分を摂りすぎて体が冷えてしまった場合に、血液の性質にどんな影響を与えるのかに注目して、「血液の汚れ」を取り去ることによって病気のもとを断とうとするものである。この東洋医学的大法論こそほんとうの「科学」といえるのではなかろうか。

平成十三年五月下旬

伊豆の山中の保養所にて　石原結實（いしはらゆうみ）

■目　次■

の人参ジュース断食法」……人間は百二十歳まで生きられる

第6章

血をきれいにする「食べる東洋医学」

医学の基本は医食同源……人参――老化を改善し、ガンを予防する……牛蒡（ごぼう）――体を温め、下半身の衰えを補う……大根――食中毒、二日酔いに効き、美肌効果も……ジャガ芋――胃腸を強くし、血圧を下げる……生姜――「冷え性」を改善し、万病の原因を基から断つ……レタス――体温を下げ、頭の疲れを取り、性欲を抑える……納豆――病原菌を殺し、血栓を融解し、発ガン物質の発生を抑える……豆腐――高脂血症を予防し、脳の働きを良くする……鶏卵――滋養強壮に著効、「冷え」を防ぎ、老化を改善する……牛乳・チーズ――牛乳は体を冷やし、チーズは体を温める……牛肉・豚肉・鶏肉――「冷え性」を改善し、鬱な気分を払う……魚の刺身――血圧を下げ、血栓症を予防し、血管の老化を防ぐ……寿司――ネタは体を温め、酢は冷やし、飯は中庸を行く……玄米・白米——玄米は「生き米」、白米は「死に米」……そば——血管を強化し、脳卒中を予防する……パン——白いパンは体を冷やし、黒パンは体を温める……ラーメン——体温が低下した日本人の体を温める超陽性食品……カレーライス——活性酸素を除去し、万病のもとを断つ……塩・味噌・醤油——気力・体力を養い、長寿の源となる……漬物——生野菜を陽性食品に変え、ビタミン・ミネラルを補強する……海藻類——コレステロール値を下げ、若さを保つ……キノコ類——腸内の老廃物を一掃し、免疫力を高める……ビール——適量は胆石を予防し、善玉コレステロールを増やす……赤ワイン——血を増やし、体を温め、動脈硬化を予防する……日本酒——ガン細胞の増殖を抑え、体を温める……緑茶・紅茶・ウーロン茶——中性脂肪値を低下させ、胃ガンを予防する……ココア・チョコレート——体を温め、精を強め、淫を催す

カバー・イラスト／斎木磯司
本文イラスト／木村優子

第1章

すべての病は「血の汚れ」から

「万病一元、血液の汚れより生ずる」

日ごろ、われわれが口にする「血色がよい、悪い」「血の気が失せた顔」などの「血」は、肉体の健康状態を表現している。顔面の皮膚に流れている血の色合い（量や質）で、われわれはある程度、相手の体のコンディションを判定していることになる。

「血気盛ん」「血が上る」「血が騒ぐ」などに用いられる「血」は、精神や心意気などを表現しているし、「血が通う」「血も涙もない」の「血」は、「人間性や人間味」を表わしている。

また、「血族」「血縁」「血のつながり」「血肉を分けた」「血筋」「血統」「血は水より濃し」などの血は、血が遺伝子と深く関わっていることを暗示している。

このように東洋では、血液は遺伝子をも含めた人間の体や心の根源的なもの、換言すれば「血液こそ生命」という思想が生活の中に根付いている。

したがって、この全身の細胞を養っている血液が汚れれば病気になるのは当たり前なのであり、それを東洋医学では「万病一元、血液の汚れから生ずる」と考える。

一方、西洋医学でも、血液は全身の細胞に栄養や酸素を送り届け、また、そこで生じた老廃物を受け取って腎臓や肺に持ち帰り、尿や呼気として排泄するために重要な働きをしているということは、もちろん認識している。

とくに、肝炎や肝ガン、膵炎や膵ガンなど、ある臓器で生じた疾病に際して細胞が破壊されると、その臓器の細胞に含まれている特有の酵素（たとえば肝臓の細胞の場合はＧＯＴ、ＧＰＴ、ＬＤＨ、ＬＡＰなど、膵臓の細胞の場合はアミラーゼ、リパーゼなど）が逸脱して血液に吸収されるので、血液中のそうした酵素の多寡で肝炎や膵ガンなどの診断ができる。

また、腎臓の働きが悪くなり、体内の各臓器、細胞で造られた老廃物の尿素ちっ素やクレアチニン、尿酸などの排泄が十分でなく、血液中に異常に残留していると腎機能に障害があると診断ができるし、体内で発生した炎症性疾患（肺炎、気管支炎、髄膜炎、胆のう炎など）の場合には、その炎症細胞で造られるＣＲＰ（Ｃ反応性タンパク）の存在によって、体内に炎症が存在することがわかるのである。

甲状腺や副腎、膵臓など内分泌臓器で産生されたホルモンも血液に分泌され、全身の細胞に巡っているので、そのホルモンの量の多寡で、甲状腺機能亢進症（バセドウ病）とか、機能低下症（粘液水腫）などという診断もつけられる。
血液中の血球成分である赤血球は骨髄で造られるが、これが少ないと、貧血という診断がつく。

さらに、その赤血球の数自体が少ないタイプの貧血は再生不良性貧血や、ガン性貧血の可能性があるとか、赤血球の数は正常でもその色（血色素）が少ないと鉄欠乏性貧血なので、潰瘍や痔、子宮筋腫などが存在し、出血している可能性があるなどと判断される。

同じく血球成分の白血球のうち、好中球は外来の病原菌を殺菌・貪食して感染症を防いでいる。リンパ球は免疫抗体を造って病気を防いでおり、その一種のNK細胞はガンと闘っている。好酸球はアレルギー性疾患の治癒に役立っている。単球は真菌（カビ）やガン細胞を貪食し、好塩基球はヘパリンを出して、血栓を予防している……などなどのことが、西洋医学的に見てもわかっている。こうした白血球の多寡によって、種々の病気の存在を類推することができるのである。

　また、食べ物から血液中に取り入れられる糖、コレステロール・中性脂肪、ビタミン、ミネラルの多寡によって、高血糖（糖尿病）、高脂血症、ビタミン欠乏症（B_1欠乏＝脚気（かっけ）、Ｃ欠乏＝壊血病（かいけつびょう）、Ｄ欠乏＝くる病など）、ミネラル欠乏症（鉄欠乏＝貧血、亜鉛欠乏＝味覚・嗅覚障害など）の診断がつけられる。さらに、血液中のガン細胞から産生される物質（腫瘍マーカー）を測定することによって、ガンの存在や推移がある程度、推測できたりもする。

　このように西洋医学的に見ても、血液は全身の臓器に関して極めて多くの情報を持っていると考えられるので、どんな病気のときにも、まず、血液検査がなされるわけである。

　しかし冒頭で述べたように、東洋医学では、西洋医学のように血液を診断学に用いるだけではなく、「血液の性質」が健康を左右し、病気になるかならないかは「血液の性質」次第であるという考え方をするのである。それこそが、「万病一元、血液の汚れより生ずる」ということなのである。そのうえ東洋医学では、きれいな血液が病気を治すという考え方もする。

病名がつかなくても血液は汚れている

「血液の汚れ」についていえば、西洋医学では、腎臓や肺といった老廃物の排泄臓器がふつうの働きをしていれば血液は汚れない、と考える。つまり、腎炎や糖尿病性腎症などでよほど腎機能が低下し、老廃物の排泄が悪くなり、尿毒症に陥るとか、肺ガンや肺結核、重症の肺炎などで肺の機能が低下し、肺からの老廃物の排泄(呼気)の障害が起こらない限り血液は汚れない、とするのである。

筆者は、伊豆の山の中で、人参(にんじん)・リンゴの生ジュース(以下、人参ジュース)のみを一日三回(一回にコップ三杯)飲用してもらう人参ジュース断食の保養所を始めてから十六年になる。この間、数千人の人が訪れられた。ここ数年は、元首相や大臣、国会議員の先生方や医師、財界人から学生さんまで、まさに多士済々(たしせいせい)、いろいろな方が、この人参ジュース断食を試みに来られた。人参ジュース断食中は、生ジュース、生姜湯(しょうがとう)くらいしか口にしないのに、名状しがたいほどの悪臭を伴う口臭、濃い痰(たん)、濃い尿、目やに、舌苔(ぜったい)などの排泄物が、これでもかというほど排泄される。これは、体や血液が汚れているという証拠である。こうした老廃物の排泄のオンパレードが数日続くと、血色がよくなり、皆さん、体調が改善していかれる。

東洋医学では、「万病一元、血の汚れより生ずる」のほかに、「食が血となり、血が肉となる」という思想がある。

私どもの食べたものが血液に吸収され、その血液でもって、肉（全身の臓器）を養っているという意味である。

現代医学は、全身の臓器（脳、肺、心臓、肝臓、腎臓、子宮、卵巣など）で起きた病変について、炎症、腫瘍（ガン）、変性（退行性病変）などと分類し、肺炎・肺ガン、肝炎・肝ガン、動脈硬化症・脂肪肝などと病名をつけ、そのうえで炎症の原因が病原菌なのか、自己免疫性疾患のごとく免疫の異常から来ているのかを究明し、病原菌なら抗生物質を、自己免疫性疾患なら免疫抑制剤を、ガンなら手術をし、不可能なら放射線療法や化学（抗ガン剤）療法を……という治療手段を講ずる。

高血圧には塩分が、糖尿病には甘いものが、腎臓病には塩分や高タンパク食がよくないなどと、断片的・短絡的に食物と病気との関係を云々することはあっても、すべての病気が食で規定されている、つまり「万病一元、血の汚れから生」じ、その血を造っているのが食物なので、「すべての病気は、『食物の間違い』から起こる」という考え方はしないのである。

胃ガンが減って、肺ガンが増えたわけ

第二次大戦後、とくに日本の高度経済成長が始まった一九六〇年（昭和三十五年）以降、日本人の食生活は急速に変化していった。

一九五〇年（昭和二十五年）と、一九九八年（平成十年）とを比べてみても、肉類の摂取量が約十倍、卵が約八倍、乳製品が約二十倍と激増し、逆に、米が〇・五倍、薩摩芋（さつまいも）が〇・一倍と激減した。つまり、高タンパク、高脂肪、低炭水化物の欧米型食事が普及したのである。その結果、病気のタイプも欧米化してきた。

欧米人の死因の一位である心筋梗塞（それまで日本人には希だった）が激増して、日本人の死因の二位（年間十五万人）となり、脳卒中も、それまで日本人の場合、ほとんどが脳出血だったのに、欧米人の脳卒中である脳梗塞ばかりになり、あの難敵の胃ガンでさえ、胃ガン、子宮頸（けい）ガンといった従来の日本型のガンは激減していき、肺ガ

ン、大腸ガン、乳・卵巣・子宮体ガン、前立腺ガン、膵臓ガン、食道ガン、白血病などの欧米型のガンが激増してきたのである。

しかし、こうした欧米型のガンは先天的に、いうなれば遺伝的に欧米人がかかりやすいというわけではない。

アメリカ人を例に取ると、一九四〇年代までは、女性のガン死の一位が胃ガンと子宮頸ガンだった。男性の場合も胃ガンであった。ところがしだいに、女性の場合は乳ガンや大腸ガンによるものが激増していき、やがて胃ガンによるガン死は、卵巣ガンや白血病にも追い抜かれる。男性のガン死も、胃ガンが減少するのに反比例して、大腸ガン、前立腺ガンによるものが増加していき、とくに一九四五年ごろからは、肺ガンによるガン死が激増するのである。

こうしたガンのタイプが変化した要因は、食生活にある。一九一〇年を基準にした場合、まず乳製品の摂取が増加し、一九四〇年ごろからは、鶏卵と肉類の摂取が増える。一方、穀類と芋類の摂取は、一九一〇年から一貫して減少していく。つまりアメリカでも、以前は、現在に比べて動物性タンパク質や脂肪の摂取は少なく、炭水化物たことが見て取れるのである。

の摂取が多かったわけだ。

高タンパク・高脂肪の欧米型の食生活が、アメリカ人のガン死のタイプを変化させたことが見て取れるのである。

こうして、現代医学が手を焼いている難敵のガンでさえ、摂取する食物の質によってそのタイプが変化することがわかるのだ。つまり、先に述べたように「食が血となり、血が肉となる」のだから、食が肉（全身の臓器）で起こる病気を作る、すなわち食物が病気を規定するといえるのである。

こうした事実が、現在の日本の医学部で教えられているのかどうかは知らないが、欧米型のガンである肺ガンや乳ガンの手術を受けて退院する患者さんが、主治医に「これからは、どういう食生活をしたらよいのですか？」などと尋ねても、「体力をつけるために、何でも食べなさい」とか、「栄養のあるものを食べなさい」という答えが返ってくることが多い。

これは、未だに一般の医師たちに、食物が病気を作る、または規定するという考えが行きわたっていないためでもあろう。

疫学や栄養学の素養のある医師や、衛生学や公衆衛生学に造詣の深い医師たちなら、こうした食生活と病気の関係について十分に理解されているとは思う。ただし、「間違った食物が病気を作る」ということは理解していても、「食物が病気を作り、病気を治す」という東洋医学的な発想を持つ人は、ほとんど皆無である。

病気を作るのも治すのも、まさに食物次第というのが東洋医学の考え方なのである。

生きるも死ぬも血液次第

われわれ人間の生命のもと、つまり始原生命は、約三十億年前に海の中に誕生した。海という字には母という字が含まれていて、生命を産み出したところという意味を持っている。

始原生命は、ゾウリムシやアメーバのような単細胞生物で、すべての栄養素を海から吸収していた。何億年か何十億年かが経過し、単細胞が分裂し、それらが寄り集まって多細胞生物が作られ、やがて一部のものは陸に這い上がっていく。そのまま上陸するとすぐに干涸びてしまうので、海水と同じものを体内に作り、各細胞に水分と栄養を供給するようにした。それが血液である。

つまり血液は、体内の海水なのだ。

「血潮」という表現があるように、血液をなめると塩辛い。血液と海水の滲透圧が酷似しているといわれるのもうなずけるのである。始原生命が生きるも死ぬも海水次第だったのと同様に、われわれ人間の体内の各細胞が健康になるか病気になるかの鍵も、体内の海水、つまり血液に百パーセント握られているといってよいのである。

ところで、その血液の成分は、その大半が、口から飲食物として入ってきた水分、タンパク質、脂肪、糖分、ビタミン、ミネラルなどである。

そのほか血液には、肺から吸い込んだ酸素や、内分泌臓器で造られたホルモン、骨髄で造られた赤血球・白血球・血小板などの血球、体内の各細胞でできた老廃物、肝臓や膵臓など体内の各臓器の古い細胞が壊され、そこから逸脱してきたGOT、GPT、アミラーゼなどの酵素も含まれてはいるが、成分の大半は、口から飲食物として入ってきたものである。

こうした栄養素を抱きかかえつつ、血液は四六時中、体内の各細胞に接し、それらを養い、そこから出てくる老廃物を受け取って肺や腎臓に持ち帰っているわけだ。

「血液が汚れる」ということは、血液の中に老廃物が溜まったり、血液中の栄養成分が多くなりすぎたり不足したりの過不足が生じることである。そうした「血液の汚れ」が、血液で養われている細胞や、細胞で構成されている臓器に何らかの異変、つまり病気をもたらすであろうことは容易に想像できる。

「万病一元、血液の汚れから生ずる」といっても過言ではないわけだ。

現代医学が見逃す「血液の性質」

静脈から採血してそれを容器に入れて放置すると、赤いドロドロした部分が徐々に下方に沈んでいく。これが有形成分である。

逆に、上方は清澄（せいちょう）になっていくので血清と呼ばれる。血清には、水（九〇パーセント）、タンパク質（八～九パーセント）、糖類（〇・一パーセント）、脂質、ビタミン、ミネラルなどの栄養物質のほか、ホルモン、酵素、酸素、老廃物が含まれる。

また、下方に沈んだ重い成分（有形成分）は、赤血球（四百万～五百万／㎣）、白血球（四千～八千／㎣）、血小板（十二万～三十五万／㎣）などの血球成分である。血球成分は圧倒的に赤血球で占められているので、下方は赤く見えるのである。

「血液の汚れ」というと、単純には老廃物が多くなることと考えられる。たとえば、老廃物を処理して尿を造り排泄してくれる器官である腎臓が病気になると、血液中に尿素ちっ素、クレアチニンが増加して血液が汚れ、ひどくなると尿毒症になる。

尿毒症になると、食欲不振、吐き気などの消化器系症状、むくみ、高血圧、心不全、肺水腫などの循環器系症状、昏睡（こんすい）、痙攣（けいれん）などの中枢神経系症状のほか、吐血・下血などの出血傾向を表わしてくる。これこそ、血液の汚れがいかに全身の臓器を痛めつけ、全身に病気を起こすかを示す典型的な例といえよう。

しかし、腎臓病がよほど悪化しない限り、こうはならないのである。それでは、ここまで悪化しなければ、血液は汚れていないのであろうか。

尿毒症のように血液の汚れが究極の状態にまで至らなくても、血液が汚れていることとは考えられる。疲労物質である乳酸が増えたり、肉類、鶏卵、牛乳、バターなどの動物性食品を摂りすぎた結果、腸の中で産生されるアミン、アンモニア、スカトール、インドールなどの有害物質が十分に肝臓で解毒されず、少し血液中に吸収されたり、化学調味料や化学薬品が胃腸を通して血液中に入っていったり、喫煙によりニコチン、一酸化炭素、ベンツピレンなどの有害物質が肺を通して血液に吸収されたり……などなどで血液が汚れていることは往々にしてあるのだ。

血液が少し汚れているだけでも、血液は四六時中、全身の細胞に接しているのだから、内臓に種々の障害が起こっても何の不思議もないのである。

こうした、人体にとってはもともと有毒である物質が血液中に存在することは、当然、「血液の汚れ」と解釈してよいのであるが、現代医学では、検査によって腎機能に異常が表われない限り、血液は汚れていないと考える。

こうした西洋医学の考え方に対して、東洋医学では、もう少し大局的見地から「血液の汚れ」を解釈する。先に述べたような血液（血清や血球）の成分の過不足も、血液の汚れと考えるのである。

たとえば、次のような血液成分の過不足による症状を、血液が汚れている状態と考えるのである。

	《過》	《不足》
水	むくみ（浮腫）	脱水症状
タンパク質	高タンパク血症（栄養過剰）	低タンパク血症（栄養失調）
糖類	高血糖症（糖尿病）	低血糖症
脂質	高脂血症	低脂血症
（ミネラル）		
カリウム	高カリウム血症（心停止の危険）	低カリウム血症（筋力低下）
ナトリウム	高ナトリウム血症（むくみ、高血圧）	低ナトリウム血症（だるさ）
カルシウム	高カルシウム血症（骨の病気）	低カルシウム血症
ビタミンA	頭痛	サメ肌、扁平上皮ガン
ビタミンD	下痢、痙攣	くる病
ビタミンB_1		脚気
ビタミンB_2		口内炎
ビタミンC	下痢、尿路結石	壊血病（出血、感染）

(酵素)		
GOT・GPT	肝機能障害	
アミラーゼ	膵機能障害	
CPK	心筋梗塞	
(ホルモン)		
サイロキシン	バセドウ病	粘液水腫
エストロゲン	乳・卵巣・子宮体ガン	更年期障害、骨粗鬆症
酸素	痙攣（過呼吸症候群）	息苦しさ
(老廃物)		
尿素ちっ素	腎臓病	
クレアチニン	腎臓病	
尿酸	痛風	
赤血球	多血症（血栓）	貧血

白血球　　感染症、白血病　　再生不良性貧血
血小板　　血栓（心筋梗塞、脳梗塞）　　出血

赤ら顔は「血色が良い」のではない

漢方医学を中心とする東洋医学の基礎は、すでに二千年も前にほぼ確立している。当時は、血液の成分はおろか、老廃物の内容についても、わかっているはずはないのだが、この「血液の汚れ」を、冒頭で述べた血色をはじめ、顔や体表に出てくる種々のサインで見極めていたのである。

次ページの図に示した「瘀血の他覚症状」は、東洋医学では「瘀血」のサインという。「瘀」とは「滞る」という意味で、「瘀血」とは西洋医学でいうと静脈系の血行不順のことをいう。赤ら顔、目の下のクマ、紫色の色素沈着をした歯茎、クモ状血管腫、手掌紅斑、痔核、下肢静脈瘤などはすべて、体表面の血行が滞った状態である。

赤ら顔の人を見て、「血色がよい」と勘違いすることがあるが、顔が赤いときはたいてい、「瘀血」の状態と考えてよい。血液が体表面に滞って流れが悪くなっている

「瘀血」の他覚症状

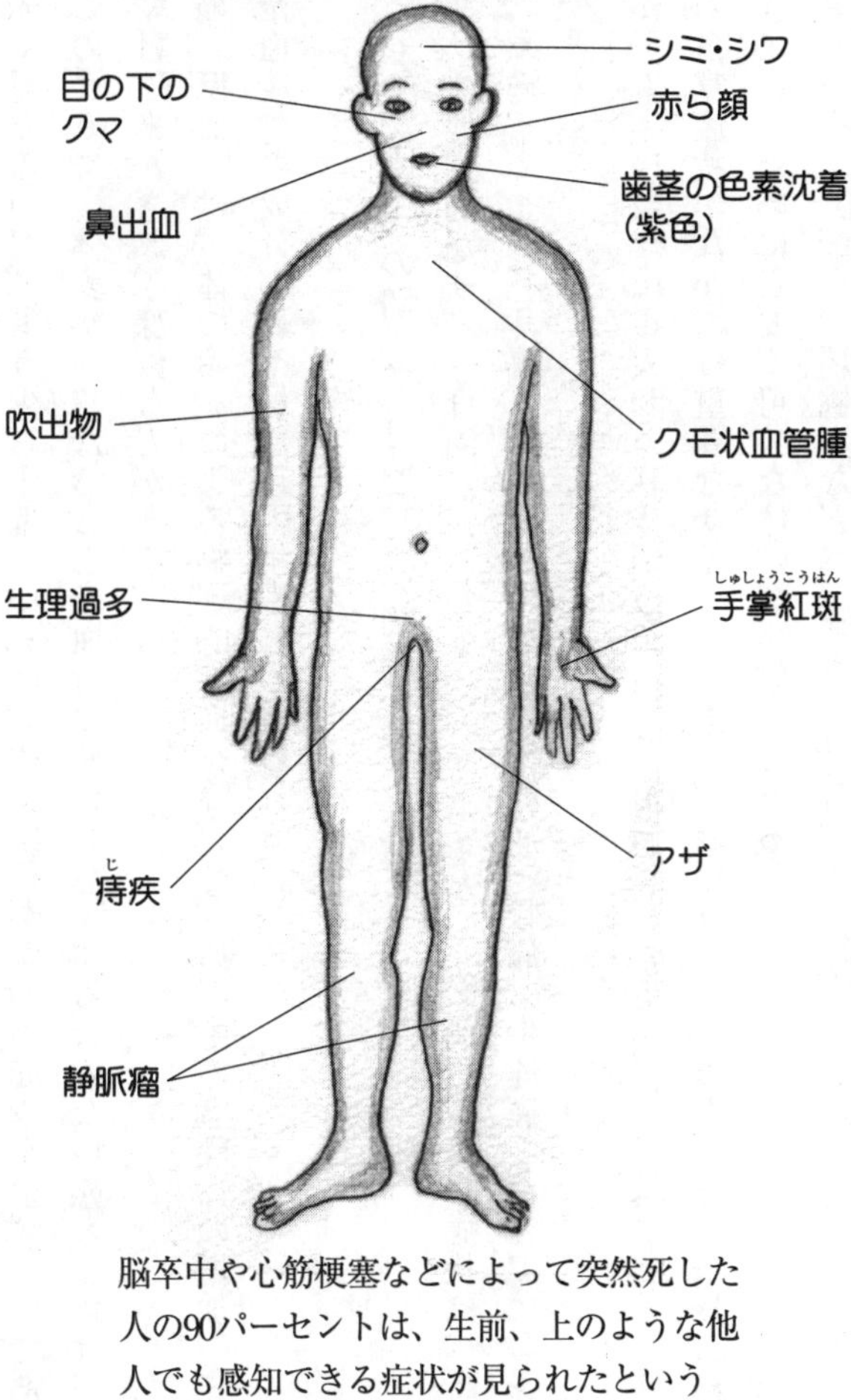

脳卒中や心筋梗塞などによって突然死した人の90パーセントは、生前、上のような他人でも感知できる症状が見られたという

から赤く見えるのだ。もう少し正確にいえば、やや紫色がかった赤みを呈するのである。このように、体表が赤くなることが血行の悪化を意味する身近な病態としては、しもやけ、あかぎれ、凍傷などがある。

この「瘀血」は、体の冷えによる物理的な血行障害や、血液中の老廃物の増加、先に見た血液中の成分の過不足に起因すると考えられる。

「痛み」と「冷え」の切っても切れない関係

「瘀血」の他覚的なサインは図に示したとおりであるが、「瘀血」の自覚症状は、肩こり、頭痛、めまい、耳鳴り、動悸、息切れ、神経痛、腰痛、生理痛……と実に多彩である。

なかでも「痛み」は、人間の身体的悩みの最も根源的、基本的なものであり、「瘀血」の自覚症状のなかでは重要なサインでもある。というより「痛み」は、われわれが生きていくために必要不可欠な体の警報信号である。

外傷、炎症（関節炎、扁桃炎など）、腫瘍（ガン）、代謝障害、血行障害などによって組織・細胞が損傷されると、ヒスタミン様物質が出てくる。それが皮膚、筋膜、関節膜、骨膜、胸膜、腹膜などに分布している神経線維の末端を刺激することによって中枢神経に伝えられ、「痛み」を感じるのだ。

したがって、胸膜炎、腹膜炎、髄膜炎、虫垂炎、胃炎、関節炎などの炎症性疾患や、肺ガン、膵臓ガン、脳腫瘍などの腫瘍性疾患、狭心症やクモ膜下出血などの血行障害による疾患、打撲や切り傷などの外傷などといった、明らかな原因がある場合は、その基礎疾患を治療すると、「痛み」は当然なくなる。

しかし、「痛み」の大半は、レントゲン検査や血液検査ではわからない、とくに器質的原因のない機能的なものである。つまり、西洋医学的には原因がつかめない「痛み」が大半であるということになる。それでも間違いなく原因は存在し、しかも、間違いなく重要な警報信号である。

ここで東洋医学の出番となる。

それでは東洋医学では、「痛み」の原因をどのように捉えているのだろうか。

たとえば、冷房した部屋に入ると頭痛や腰痛がする人がいるし、雨が降ると神経痛や関節痛がひどくなる人もいる。こうしたたいていの「痛み」は、入浴やサウナ浴などをして体を温め、汗（水分）を出せば、軽快することが多い。

そこで東洋医学では、「痛み」は「冷え」と「水（湿気）」から来ると考える。「痛み」の代表的疾患であるリウマチの漢方薬・桂枝加朮附湯が、体を温める生薬の桂枝（肉桂）、芍薬、生姜、大棗（棗）、附子（トリカブト）と、利尿（水分排泄）を促す蒼朮よりできていることから見ても、東洋医学では「痛み」を、「冷え」と「水」によってもたらされるものと考えていることがわかる。

体内に水分が貯留され、そのため体が冷えると、血液の流れが滞り（「瘀血」）、「痛み」が来やすくなるし、また血液中の老廃物が増えたり、血液の構成成分の過不足が生じると、血液の流れが滞り、「痛み」が生ずると考えられるのだ。

「痛み」は、「瘀血」のとき、体に真っ先に発せられる黄信号なのである。

小川のせせらぎが、いつの間にかドブ川に

「瘀血」はまた、「汚血」でもある。血液の流れが滞り「瘀血」が続くと、血液の中

に老廃物が作られ、血液の成分に過不足が生じて血が汚れることになるからだ。ちょうど、小川のせせらぎも流れが悪くなるとドブ川になるように。

逆にいえば、血液の成分の過不足、老廃物の増加によって血液が汚れ、滞って「瘀血」を生じ、血行が悪くなる。

この血行不順は、体の中の冷えやすいところ、つまり心臓から遠いところに起こりやすい。腰は英語でウエスト（waist）だが、おなかを診察すると、まるで、臍（へそ）に横線でも引いてあるように、臍から上と下の体温が違う人が多い。人間の体は、臍を境にして上下に分かれているのだ。

「冷え性」の人には、臍から下、つまり下半身（尻・脚部・足）が極端に冷えるという人が多い。「瘀血」のある人は、とくにこの傾向が顕著である。

下半身が冷えると、そこに存在するべき熱や血や気が上昇していくので、次ページの図に示したように、イライラ・不安・不眠、発赤（発疹）、動悸（ドキドキ）、息苦しさ、肩こり、吐き気・咳（せき）・口内炎・口臭など、下から突き上げてくる症状のオンパレードになる。

「瘀血」の自覚症状

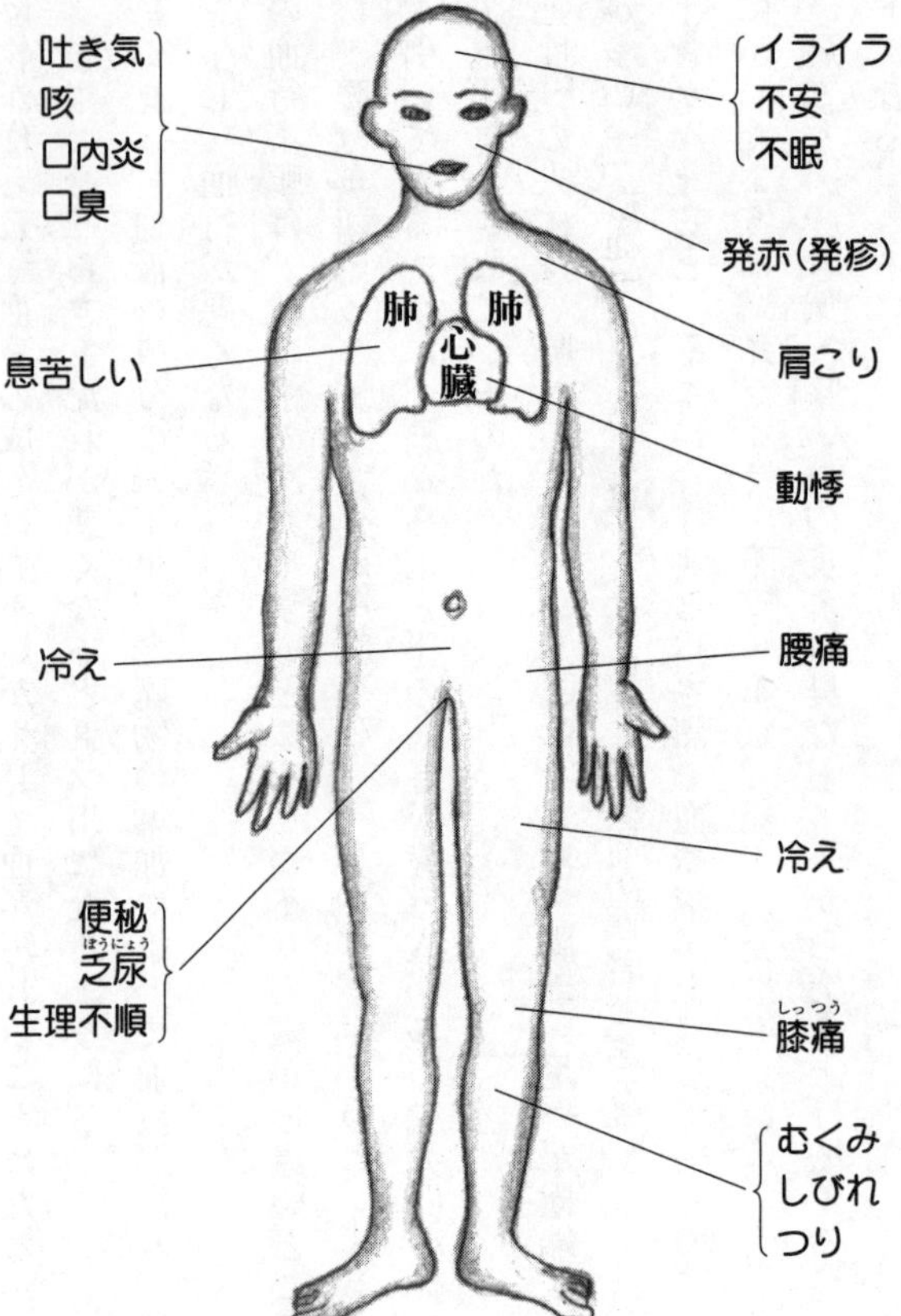

「瘀血」は血液の滞りで、血液の流れが悪くなると、全身に上のような自覚症状が出る。「瘀血」はすなわち「汚血」に通じる

下半身の冷えで血行が悪くなっているので、下肢の冷え、しびれ、むくみを呈し、下半身に位置する大腸、膀胱(ぼうこう)、子宮などの臓器の機能低下を招き、便秘、乏尿（尿の出が悪くなる）・むくみ、生理不順などの症状が表われてくるのだ。

最近は、過労死や突然死が社会問題となっているが、突然死の九〇パーセントまでは、脳卒中（梗塞）や心筋梗塞などの循環器系の病気である。突然死や過労死をした人の家族や友人、会社の同僚たちが、その人の死後、振り返ってみると、やはり九〇パーセントの人が、死の一週間から一ヵ月前に、動悸、頭痛、肩こり、赤ら顔、目の下のクマ、鼻出血など、「瘀血」の自他覚症の存在に気付いていたという。

「瘀血」の自他覚症状がある人が、皆、突然死するというわけではないが、そういうサインのある人は要注意であるといえよう。

まさしく「万病一元、血液の汚れから生ずる」のである。

第2章

現代人の血はなぜドロドロなのか？

「食べすぎ」が現代文明病を作った

先に「食が血となり、血が肉となる」と述べたが、それは同時に、「食が病気を規定する」ということでもあった。

人類三百万年の歴史のうちで、二百九十九万九千九百年以上は、飢餓の中で過ごしてきたといっても過言ではない。

旱魃、洪水、地震などの天変地異や戦争の中で過ごしてきた人類は、空腹には慣れており、われわれの体は、空腹のときにどう対処するかについては十分に知っている。しかし現代のように、運動不足のうえに、朝が来たから、昼になったから、夕方になったからといって、ろくにおなかも空いていないのに胃の中に食物を詰め込むという生活には人間の体は慣れていないし、栄養過剰物をどう処理してよいかの術を知らない。

そのため、血液中に尿酸が多くなると痛風になる。糖分が過剰になると糖尿病になる。また、脂肪を処理しきれなくなった状態が高脂血症であり、それが肝臓や血管の内壁に沈着すると脂肪肝や動脈硬化を起こし、やがて高血圧や脳梗塞、心筋梗塞の下地を作ることになる。

ガンにしても、もともと人体になかったものができてくるのだから、栄養過剰の産物である。実際、太った人は痩せた人に比べて発ガン率が高いし、ネズミの実験でも、飽食させて太らせたネズミは、一日置きに断食させて痩せさせたネズミより五倍もガンになりやすいというデータもある。

このように、ガン、動脈硬化（脳卒中、心筋梗塞）、糖尿病の三大生活習慣病をはじめ、痛風、脂肪肝など諸々の現代文明病は、まさしく食べすぎから起こるといってよいのである

「食べ違い」が人類の悲劇を招いた

現代栄養学や西洋医学では、人間の体を構成するのはタンパク質、エネルギーのもとになるのが糖類や脂肪、体内の種々の化学反応を司ったり体液の滲透圧を維持したりするのに必要なのがビタミンやミネラルなのだから、こうした栄養素を十分に含むものを「栄養のある食物」とする。

つまり、食物に含まれる栄養素の多寡やバランスを問題にする栄養分析学を重視しているわけだ。

しかし、六千キロの体重を持つ陸上動物中最大の象も、われわれ人間に牛乳や肉の高栄養食品を提供してくれる牛も、あれだけ速く走る馬も、草しか食べない。なぜなら、彼らは皆、平べったい草食用の歯しか持っていないからである。

逆に、動物園のライオンやトラに、血液をアルカリ性にするためにという理由で野菜や草を食べさせようとしても、まず食べない。彼らは、尖った肉食用の歯しか持ち合わせていないからだ。

翻(ひるがえ)ってわれわれ人間の歯を見ると、全部で三十二本のうち二十本(六二・五パーセント)が臼歯(きゅうし)(穀物を嚙み砕く歯)、八本(二五パーセント)が門歯(もんし)(果物や野菜をガブリと食べる歯)、四本(一二・五パーセント)が犬歯(けんし)(肉や魚を嚙み切る歯)となっている。

つまり、人間の歯の九割近くは植物性の食物を摂るための歯であり、肉や魚を食べるための歯は一割強にすぎない。野菜嫌いで肉しか食べないという人だからといって、犬歯の数が多いわけではない。

人間と最近縁で、遺伝子が九八パーセント（九万八千種類）同じとされるゴリラは、身長百七十センチ、体重二百キロの偉丈夫であるが、肉食はせず、竹の皮、芋類、果物などを食すのみである。

約三百万年前に、アフリカ大陸で、ゴリラから派生した人類は、二百九十五万年間はアフリカに留まっていたが、五万年前に、一部の人類がジブラルタル海峡を渡り、ウラル地域まで到達した。そこから東進し、高温多雨で肥沃な風土のアジアに辿り着いたわれわれ日本人の祖先は農耕を始めた。農業をするにあたり、協調性が必要なのでＡ型の血液型の人が増えたという（ちなみに日本人の血液型は、Ａ型＝四〇パーセント、Ｏ型＝三〇パーセント、Ｂ型＝二〇パーセント、ＡＢ型＝一〇パーセント）。

ウラル地域から北上したヨーロッパ人の祖先は、極寒のヨーロッパでは農業はままならず、果物もとれないので、狩猟や牧畜に頼り、個人主義的な傾向が強いといわれるＢ型の血液型の人が多くなったとされる。

本来、穀菜食動物である人間が、野菜や果物、穀物が手に入らないヨーロッパの土地で仕方なく始めたのが、肉食や獣乳を飲む習慣である。そして胃腸、つまり五臓六腑の腑の中に肉が入ると「腐る」ので、早く消化・排泄するために腸が短くなり、それを収めている胴も短くなって、短胴長足のヨーロッパ人の体型ができ上がった。

　このヨーロッパ人が欧米の地で始めた特殊な食習慣が、明治維新後に、「栄養学」という科学の衣を着て日本に入ってきた。ヨーロッパ人は長身だし、体格もよい。彼我(ひが)の体格の差にコンプレックスを抱いた日本人は、この「栄養学」に飛びついた。それに、もともと舶来(はくらい)物大好きの日本人は、「肉類や鶏卵や牛乳は高栄養食品。パンはご飯に比べて胃腸に負担もかけず、頭の働きもよくする」などという「栄養学」の主張を鵜呑(うの)みにして、この面でも、西洋を崇拝しつづけた。

　しかし、悲しいかなというべきかラッキーだったというべきか、明治、大正、昭和の初期まで貧困の中にあった日本人が、西洋の「栄養学」が勧めるような栄養など摂れるはずもなかった。

　ところが第二次大戦後、とくに一九六〇年（昭和三十五年）以降、経済の発展とともに豊かになった日本人は、肉、鶏卵、牛乳、バターなどの高タンパク、高脂肪の高栄養食品をやっと存分に食べるようになった。

その結果、待っていたのが、肺ガン、大腸ガン、心筋梗塞、脳梗塞、痛風、糖尿病などの欧米型の病気の激増であったのだ。これら欧米型の病気の数も死亡数も、年々増加の傾向にある。

このように、歯の形が決める動物の食性からはまったくかけ離れた食物を、西洋的な分析栄養学に則(のっと)って食べたところに悲劇が待っていたのである。

これは、食物の質を誤って食べた「食い違い」である。「食い違い」もまた、現代人の血液の汚れの原因、延(ひ)いては種々の欧米型の病気を惹起(じゃっき)する原因になっている。

「運動不足」が「汚血」に拍車をかける

動物とは「動くもの」のことである。人間も動物なのだから、動かないでいる、つまり運動不足になると種々の弊害が生ずる。

運動とは、筋肉を収縮させたり拡張させたりすることである。そうすることで、筋肉の中を走る血管も、あたかも乳搾りの原理よろしく、収縮と拡張がなされ血行がよくなるのである。これを、乳搾り効果（milking action）という。

つまり、運動して筋肉が動くと、血管の動きもよくなり血流もスムーズになって「瘀血（血の滞り）」も防ぐことができる。

人間の体温の四〇パーセント以上は、実は筋肉で産生される。したがって、運動によって筋肉が収縮・拡張されると体熱が上昇する。体熱が上昇すると、脂肪や糖類をはじめとする血液内の余剰物や老廃物の燃焼が促進され、血液の汚れが清浄化されるのである。

逆に運動不足になると、血液内のこうした余剰物・老廃物の燃焼が妨げられ、血液が汚れるのである。

「ストレス」が免疫力を低下させる

人間の体に肉体的・精神的負荷（ストレス）が加わると、それに対抗するために、副腎髄質からはアドレナリンが、副腎皮質からはコーチゾールが分泌される。

アドレナリンは、血管を縮め、血行を悪くして、体内に老廃物を溜めやすくすると同時に、血液中のコレステロール、中性脂肪を増加させて、血液を汚す。また、血栓を作るフィブリノーゲンも増やして血液の汚れに拍車をかけ、脳血栓や心筋梗塞も起こしやすくする作用を持つ。

コーチゾールは、白血球のうちのリンパ球を溶解して免疫力を低下させ、あらゆる疾病にかかりやすくさせる作用を持つ。

「冷え」は万病の基と心得よ

西洋医学でも、病気の原因として、食物、運動不足、精神的ストレスの三つはよく問題視されるが、「冷え」が話題になることはない。

身体が冷えると、人間の平均体温・摂氏三十六・五度で営まれていた体内のあらゆる化学反応（代謝）が抑制されるので、中間代謝産物、いわゆる不燃物、燃えかすが残留し、血液を汚すことになる。

英語で風邪のことをcold（冷え）というが、冷え（体温低下）で抑制された代謝を取り返すために、風邪を引くと発熱するのである。風邪の病原菌とされるウイルスや細菌は、老廃物の燃焼・焼却のために体内に侵入してくださるのであり、体のためになることはあっても、決して敵ではないと知るべきなのだ。

西洋医学は、風邪に対して、解熱剤や抗生物質を使って病原菌を殺したり、発熱反応を抑えたりするが、これこそ逆療法である。

漢方では、風邪すなわち体の冷えには、葛根湯（かっこんとう）を処方する。この中には、葛（くず）の根、麻黄（まおう）、生姜、芍薬、大棗、甘草（かんぞう）などの体を温めて発汗を促し、老廃物を排泄して治す成分が含まれている。民間療法にも、日本には卵酒（日本酒の熱燗（あつかん）五〇ccに卵の黄身を入れる）や生姜湯を飲ませるという風邪の治療法がある。西欧にも、レモン・ウイスキー（ウイスキーのお湯割りにレモン汁を加える）や赤ワインの熱燗で体を温め、発汗・解毒を促して風邪を治すという民間療法がある。

「風邪（cold）は万病のもと」といわれるが、風邪を「冷え」に置き換えて、「冷えは万病のもと」といってよいのである。

なぜなら、体が冷えると中間代謝物（燃えかす）が体内に溜まって血を汚し、また、排泄臓器である腎臓、大腸、汗腺、肺などの機能が低下して排尿、排便、発汗、呼気などの排泄がスムーズでなくなるので、血液を汚すことになるのである。

このように「血液の汚れ」、延いては病気は、「食べ違い」「運動不足」「ストレス」「冷え」のうちの一つ、あるいはいくつかが複合して起こるのである。

血をサラサラにする食生活

西欧化された現代人が、いかに人間本来の食生活から離れ、血液が汚れる食生活をしてきたかは見てきたとおりだが、当然、「血をサラサラにする食生活」は、その逆を行けばよいことになる。

といっても、事は簡単ではない。以下のことを心がけたい。

1、よく嚙んで少食に

「腹八分に医者いらず、腹十二分に医者足らず」という諺（ことわざ）があるように、腹十二分（過食）は、血中に老廃物を増やして血液を汚し、万病の下地を作る。

よく観察していると、過食気味の人には、よく嚙まずに飲み下す人が多いことに気付く。したがって、よく嚙むことは少食につながるのである。

昔、アメリカに巨万の富を成したホーレス・フレッチャーという人がいた。お金はあり余っているものの、体重は百キロを超えており、胃腸病、肝臓病、糖尿病をはじめ、関節の痛みや筋肉のこり、全身倦怠感、不眠症などを抱え、まるで病気の問屋のような身体で不快な日々を送っていた。

金に飽かして、アメリカ中の名医はおろかヨーロッパ各地の名医を訪ねて診てもらうが、いっこうによくならない。自暴自棄になっているとき、ある人から、「よく嚙めば病気が治る」との忠告を聞いて医者通いをやめ、毎日大量に飲んでいた薬とも完全に縁を切り、一口に六十回以上嚙んで食べることにした。

すると、それまでの暴飲暴食癖が嘘のように消え、少食ですむようになり、肉類をはじめとする脂っこいものがあまり欲しくなくなった。体重も徐々に減り、七十五キロくらいになったとき、すべての病気が治っていたという。

このエピソードがもとになり、食物をよく嚙んで病気を治すことを、欧米では「フレッチェリズム（フレッチャー主義）」というようになった。

唾液（だえき）にはアミラーゼなどの消化酵素が含まれている。嚙めば嚙むほど唾液の分泌がよくなり、胃腸の負担を軽くし、また、胃液の分泌を促してもくれる。さらに、唾液中のペルオキシダーゼには強力な抗酸化作用があり、発ガン物質を解毒する作用もある。よく嚙むことで、耳下腺からパロチンという若返りホルモンも分泌される。

食べすぎるということは、胃腸の消化能力以上のものを食べるということなので、食物に対する胃液、腸液、胆汁などの消化液が相対的に不足し、不消化物という有害物ができて血液を汚すのである。

また、「吸収は排泄を阻害する」というのも人間の生理の特徴である。食べすぎると、生命力が消化・吸収のほうに費やされ、排泄のほうがおろそかになる。したがって、食べすぎ飲みすぎをしたときは、かえっておなかが張って便秘したり、尿の出が悪くなったりする。

逆もまた真なりで、少食にすると、こんなに食べたり飲んだりした覚えはないのに、というほどの大小便が排泄されることをよく経験する。つまり「少食にすると排泄が促進される」のである。

その究極の状態が、先の「人参ジュース断食」の箇所でも述べた断食中の宿便の排泄、濃い尿や痰の排泄、吐く息の臭さ、舌苔の出現などである。

少食は排泄を促し、血液をきれいにするのである。

2、穀菜食を中心に

人間の歯の形から見た理想食は、穀物を六二・五パーセント、野菜・海藻・果物などを二五パーセント、魚介類・肉類を一二・五パーセントの割合で摂ることであるのは、すでに述べたとおりである。

一九七五年、アメリカの上院に「栄養改善委員会」が作られ、アメリカの医学者と栄養学者に、全世界の栄養状態と疾病の状態を調べさせた。アメリカ人があまりに疾病罹患(りかん)率が高く、肥満者が多かったためである。

二年後に、五千ページに及ぶ報告書ができ上がり、それを読んだマクガバン上院議員は、涙ながらに「われわれはバカだった。造病食、殺人食を摂っていた」と言って次のような勧告文を発表した。それまで彼は、アメリカ人の食生活は悪くないと思っていたのだ。

その勧告文の要点を述べると、以下のとおりである。

①炭水化物の摂取量を、一日のエネルギー摂取の五五〜六〇パーセントにまで増やすこと

②脂肪の摂取量を、一日のエネルギー摂取の三〇パーセントにまで減らすこと

③飽和脂肪酸（獣肉の脂肪）と不飽和脂肪酸（魚油や植物油）を、同程度摂取すること

④一日のコレステロールの摂取量を、三百ミリグラムにまで減らすこと

⑤砂糖の摂取量を四〇パーセント減らすこと

⑥一日の食塩の摂取量を三グラムまでに減らすこと

そして具体的には、「果物、野菜、未精白の穀物、鶏肉、魚肉、スキムミルク、植物油」の消費を増やし、「牛乳・バター、牛肉、鶏卵、砂糖・塩・脂肪の多い食べ物」は減らすこととしている。

①の炭水化物の摂取を五五〜六〇パーセントにすることという件（くだり）は、人間の臼歯

の数が歯の総数の六二・五パーセントであるという事実と完全に符合している。このことは、科学と西洋医学は常に誤りと修正を繰り返すが、自然は始めから終わりまで一貫して変わらずに正しいということを示している。

この勧告文の中には、そのほかにも、健康を保つ食物・食べ方、換言すれば血液を浄化する食物・食べ方の真理が数多く隠されている。以下に列記してみよう。

3、未精白の穀物の摂取

文明が進むにつれて、人間が摂る食物の色は、玄米→白米、黒パン→白パン、黒砂糖→白砂糖というように、だんだんと薄くなってきている。穀物が精白されていく傾向が強いのだ。穀物が精白されると、食物繊維と胚芽が削ぎ落とされ、胚芽の部分にこそたくさん含まれているビタミン、ミネラルが捨てられる。精白された白米、白パン、白砂糖は、文字どおり粕（米の白い部分）なのだ。

玄米や玄麦、黒砂糖を食した場合は、そこに含まれる炭水化物（糖分）を燃焼させるために必要なビタミン、ミネラルも十分に含有されているので、体内での代謝がスムーズに行われる。

これに対して白米、白パン、白砂糖を食した場合は、ビタミンB_1・B_2、鉄、マグネシウム、カリウムなどの微量栄養素を体内から奪ってきて代謝が行われるので、それらの欠乏症状であるビタミンB_1欠乏（脚気）、B_2欠乏（口内炎）、鉄欠乏（貧血）などの欠乏症を起こしやすくなる。

また、こうした微量栄養素不足のために不十分な代謝が行われると、体内に中間代謝産物（燃えかす＝老廃物）が発生して血液が汚れるのである。

4、全体食を心がける

精白された穀物を食べるということは、その穀物の一部を食べるということにほかならない。これに対して未精白の穀物を食べるということは、全体を食べることになるから全体食である。

穀物に限らず、魚でも、切り身ではなく小魚やエビ、カニ、イカ、タコなどの全体を、野菜でも、根も葉も茎も……というぐあいに全体食を心がけると、「生命の源」

をいただいたことになり、栄養素の過不足がない最高の栄養バランスになり、体内での代謝がスムーズに行われて血液もきれいに保たれ、健康になれるわけである。

逆に、非全体食、つまり動物の一部である肉、無精卵、殺菌牛乳などを食することは「非生命食」を食べたことになり、かならず栄養素の過不足を生じ、体内での代謝がうまく行われずに、血液の汚れを招くことになる。

5、「第六の栄養素」食物繊維を多めに

未精白の穀物は、食物繊維も豊富に含有している。

食物繊維は、人間の腸の中では消化も分解もされない不消化物（多糖類）であるので、栄養には役立たないと忌避された時代もあった。

しかし、イギリスの外科医・バーキット博士が、イギリス人とウガンダ在住のアフリカ人の大腸ガンの発生率を調べたところ、イギリス人のほうが十倍以上も発生率が高いことに目をつけ、アフリカで研究を重ねた結果、アフリカ人は毎日三十～五十グラムの食物繊維を摂取するのに、イギリス人は、わずか三～五グラムしか摂取しない

ことを発見し、大腸ガン発生の要因は、食物繊維摂取の多寡にあることを証明した（ちなみに日本人の食物繊維の摂取量は、一日に十～十五グラムで、年々減少の傾向にある）。

それ以後、一九七〇年代から八〇年代にかけて、世界の医学者と栄養学者によって食物繊維の研究がなされ、食物繊維には次のような効能があることが明らかにされた。

《高脂血症、糖尿病の予防》

腸内にダブつき気味で、血液に吸収されると高脂血症（→動脈硬化→脳血栓、心筋梗塞）や高血糖（糖尿病）を起こす余分な脂肪やコレステロールや糖分を腸内で吸着し、大便とともに排泄してくれる。

《解毒作用》

食品に残留している農薬、有害な化学調味料などを大便とともに排泄する。

《大腸ガンの予防》

すでに述べたとおりである。

《脱腸、憩室（けいしつ）炎、虫垂炎の予防》

食物繊維の不足した食物ばかり摂っていると便秘がちになるため、腸内の圧力が上昇して脱腸や憩室炎（先天的・後天的に、食道・胃腸・気管・膀胱・尿道などの管腔性の臓器が腔拡張を起こした部分を憩室といい、炎症を起こしやすい）を起こす。また、便秘によって便が長時間、腸内に溜まっていると、細菌が繁殖し、虫垂炎をはじめ種々の腸内の感染症（胆のう炎、大腸炎など）が起こりやすくなる。

《その他の病気との関わり》

痔核、下肢の静脈瘤、潰瘍性大腸炎、クローン病、胆石、肥満、虫歯、胃・十二指腸潰瘍など、イギリスを発端とする産業革命以降に起こってきた病気は、何らかの形で食物繊維の摂取不足で起きている。

「食が血となり、血が肉となる」「万病一元、血の汚れから生ずる」ということについては、これまで述べてきたとおりだが、食物が血液に吸収される前に通過するところが腸であるのだから、食物繊維不足で腸に有害物、過食による中間代謝産物（燃えかす＝老廃物）が溜まったままになっていると、それらが血液に吸収されてしまうから、必然的に血液が汚れてしまうのだ。

したがって、「万病一元、腸の汚れから生ず」と言い換えてもよいわけだ。

食物繊維は、腸の汚れを一掃する竹箒（たけぼうき）といってもよい。

なお、食物繊維をいちばん多く含むのはヒジキ、昆布、ワカメなどの海藻類であり、次が大豆、小豆などの豆類である。

腸、延いては血液をきれいにするために、毎日しっかり、海藻と豆を食べることを心がけたい。

6、肉類は少なめに、魚介類をしっかりと

アメリカのマクガバン上院議員の勧告文にもあるように、肉類、鶏卵、牛乳・バター、マヨネーズなどの欧米型の食品は、極力少なめに摂ることが血をサラサラにすることにつながる。その代わり、魚介類はしっかり食べておきたい。

西洋医学的にいうと、肉類や牛乳・バターなどの脂肪は、常温で固体の飽和脂肪酸であるのに対して、魚の脂は、常温で液体の不飽和脂肪酸のＥＰＡ（エイコサペンタエン酸）やＤＨＡ（ドコサヘキサエン酸）である。飽和脂肪酸は、血液に吸収される

と血栓を作りやすくするが、ＥＰＡやＤＨＡは、むしろ血栓を溶かし血をサラサラにすることがわかっている。

ＥＰＡやＤＨＡは、

・血管を拡張する
・血小板の凝集を抑制する（抗血栓作用）
・血圧を低下させる
・高脂血症を改善する
・動脈硬化を予防するＨＤＬコレステロールを増加させる

などの作用が明らかにされている。

マグロ（トロ）、イワシ、サバ、ブリ、サンマなど青い背の魚に、ＥＰＡやＤＨＡは多く含まれていることがわかっている。

なお、「エビ、カニ、イカ、タコ、カキ、その他の貝などの魚介類にはコレステロールが多く含まれている」という風説があるが、これはまったくの誤解であることが証明された。

第六章でも詳しく述べるように、一九七七年（昭和五十二年）、当時の大阪大学医学部内科の教授で、後に学長までされた故・山村雄一（やまむらゆういち）氏が、こうした魚介類のコレステロールを、それまでの比色法から、より鋭敏な酵素法に変えて測定したところ、コレステロールの含有量はそれまで考えられていたよりはるかに少ないことを発見された。それまでは、シトステロールをコレステロールと誤って測っていたのだ。

なおシトステロールには、腸から血液へコレステロールが吸収されるとき、食物繊維と同様に吸収を阻止する作用、つまり抗コレステロール作用があることもわかっているのだから、その意味でも、魚介類は多めに摂りたい。

また、こうした魚介類には含硫アミノ酸のタウリンが含まれている。このタウリンの効能がまた、以下に列記するように素晴らしい。

・肝臓の解毒機能の強化
・胆石を溶かす
・血中のコレステロールを減少させる
・強心作用

・不整脈の改善
・降圧作用
・アルコールの分解・解毒
・筋肉疲労を取る
・精力の増強
・視力の向上
・インシュリン分泌の促進（糖尿病によい）
つまり、タウリンには血をサラサラにする効能があるわけだ。

7、その他、血をサラサラにする食品

漢方の駆瘀血剤、つまり血液の滞りを解消してくれる薬に、当帰芍薬散や四物湯がある。ここに含まれている血行をよくする成分が、セリ科の植物の川芎である。

最近、この川芎から、抗血小板凝集（抗血栓）作用を有するピラジンなる物質が発見された。ピラジンは、味噌、醤油、納豆、チーズなどの発酵食品やココアからも発見されているので、こうしたものは血をサラサラにする食品といえる。詳しくは第六章を参照されたい。

ほかに、ニンニクに含まれるアリルメチルトリスルフィドも抗凝血作用がわかっているが、一般に、薬味・香辛料として使われるニンニク、葱、韮、玉葱や、香味の強い紫蘇科の植物（紫蘇、ハッカ）、それにセロリ、パセリなどセリ科の植物は抗凝血作用が強く、血をサラサラにしてくれる。

また果物では、メロン、パパイヤ、スイカなどが抗凝血作用が強いとされている。パパイヤにはパパインという酵素があり、余分なタンパクを消化してくれるし、スイカにはイソクエルシトリンという利尿成分が入っているので、尿をたくさん造り、血液をきれいにしてもくれる。

その他、緑茶や紅茶に含まれるカテキン類も、抗凝血作用が強い血をサラサラにしてくれる。さらに、ハチミツにも抗凝血作用がある。

アルコール類も、日本酒なら二合、ウイスキーのダブルの水割りなら三杯、ビールなら大びん二本、ワインならグラス二〜三杯以内なら、動脈硬化を予防するＨＤＬコレステロールを増加させるので、血をサラサラにする飲料に入れることができる。

なお、食生活ではないが、入浴すると血栓を溶かすために備わっているプラスミンという酵素が血液中に増えてくるので、血液サラサラには効果的である。

第3章

脳卒中・肥満・糖尿病は「水毒」が原因

「人は血管とともに老いる」

日本人の死因を見ると、第二位が心筋梗塞（年間約十五万人）、第三位が脳卒中（年間約十四万人）。先に見たように脳出血より脳梗塞が多くなってきている）である。つまり日本人の毎年の死者数は、その約三分の一が脳・循環器系疾患で生命を落とした人であるということになる。

脳梗塞も心筋梗塞も血栓症なので、その予防・治療には、いままで述べてきた血をサラサラにする食生活を実行することが大切になってくる。

そして、こうした脳・循環器系疾患の基礎に横たわっているのが動脈硬化である。「人は血管とともに老いる」といわれるくらいであるから、血管が細くなって全身の細胞や器官に十分な栄養や酸素、免疫物質が運べないと老化が進み、病気が起こってくるのである。

まず、動脈硬化症について述べてみることにする。

動脈硬化症は、形態学的に分けると粥状（しゅくじょう）硬化症、中膜硬化症、細動脈硬化症の三つに分類される。

動脈の内膜にコレステロールが沈着し、そこに石灰化や線維化が加わって動脈壁の弾力性がなくなった状態が粥状硬化症である。内膜の壁は脆弱化してくるので、そこに傷がつくと潰瘍ができ、その部分に血小板が引っかかって血栓を作りやすくなる。同じく、この動脈内壁の一部が瘤のように膨れた場合が動脈瘤で、ひどくなって破裂すると頓死することもある。

中膜硬化症は、大きい動脈に起こる石灰沈着の現象で、老人に見られる老化現象の一つだから、臨床的な意味はあまりない。

腎臓、肝臓、膵臓、脳などに分布する細動脈の硬化症は、眼底出血、脳出血、脳梗塞、高血圧、腎硬化症（萎縮腎）などを起こす原因となるが、発生のメカニズムははっきりしていないものの、長期にわたる細動脈の攣縮（細かく震える）が原因と考えられている。

それでは、なぜ血管が攣縮するのだろうか。われわれが寒いところで体が震えるのと同じく、「冷え」（水分過剰）が原因と考えるとわかりやすい。これが東洋医学的見方である。

たとえば、動脈粥状硬化があるのに高血圧を伴わない人がいたり、粥状硬化がないのに高血圧症で悩んでいる人がいるが、これは西洋医学では説明しにくい。東洋医学的に「冷え」（水分過剰）の概念で考えると説明できる。

動脈硬化症の成り立ちを考えると、次のような要因が挙げられる。

①血管性因子（血管壁にコレステロールが沈着して、血管壁が変性・硬化する）

②血行力学因子（高血圧によって四六時中、血管に物理的な圧力が加わると、血管が硬くなる）

③血液の粘稠（ねんちゅう）度（高脂血症や血液中の血小板の増加、東洋医学的に見た「血液の汚れ」が血液の粘度を増し、血管を硬くしていく）

④内分泌（ホルモン）的要因（甲状腺ホルモンや女性ホルモンの分泌低下、アドレナリン〈副腎髄質ホルモン〉の分泌増加によって血管が硬くなる）

⑤栄養的要因（これには三つの要因がある。1ビタミンB_6欠乏。2糖質の摂りすぎによる高血糖〈糖尿病〉。高血糖は眼底、腎、脳、冠動脈などの細小血管を傷つけ、硬くする。3過酸化脂質。古い油を使ったフライや天ぷら、即席ラーメン、

ポテトチップスなどには、不飽和脂肪酸が酸化されてできた過酸化脂質が多く含まれ、動脈硬化の要因となる）

⑥ストレス（ストレスがかかると、副腎よりカテコールアミンが分泌され、血液中の遊離脂肪酸が増え、動脈硬化を促進する。反対に趣味に打ち込む、宗教に帰依（きえ）する、友人や家族と楽しく語らう、スポーツに興ずるなどすれば、脳から快感物質のβ-エンドルフィンが分泌され、中性脂肪を下げ、HDLコレステロールを上げ、抗動脈硬化的に働く）

⑦肥満（血管内壁に脂肪が沈着しやすいということのほかにも、心臓から押し出す血液の量の増加を強いられるので心臓に負担をかけ、高血圧を招き、動脈硬化を起こしやすくなる）

⑧タバコ（紫煙中のニコチンが、副腎からのカテコールアミンの分泌を増加させて全身の血管を収縮させ、高血圧を惹起し、血管を硬くする）

⑨活性酸素（食べすぎ、アルコールの飲みすぎ、運動不足・過剰、疲労、睡眠不足、便秘、ストレス、化学薬品の摂りすぎなど、一般にいわれる悪い生活習慣は体内

に活性酸素を増やし、動脈硬化をはじめ、ガン、老化、炎症などあらゆる病気の要因となる）

高血圧と下半身の密接な関係

《症例1》

Aさん（六十五歳）は百六十五センチ、七十五キロと、やや小太りの会社の社長である。日ごろは極めて壮健のつもりであったが、会社の健診で、最高血圧が百七十六㎜Hg、最低血圧が百二㎜Hgと高血圧を指摘され、降圧剤を処方された。

Aさんは最初、服用するのを嫌がったが、放置すると脳卒中や心筋梗塞になる可能性があると医師から説得され、しぶしぶ服用を始めた。しかし、かえって疲れやすくなったうえ、風邪もよく引くようになり、毎日の生活に張りがなくなってきた。

年の前半までの健診では、やや高めの血圧を指摘されていただけだったのに、一年間で急に血圧が上昇した理由を考えてみたところ、多忙になったせいで朝の散歩をしなくなったことに加えて、宴会が多く、暴飲暴食がたたって体重が十二キロも増えたためではないかと自分なりに理由を考えた。降圧剤を一日二回服用しているわりに、血圧は百六十／百㎜Hg前後とあまり下がらず、何となく元気もなくなったので、薬の服用をやめたいが、どうしたらよいだろう……と筆者のクリニックに相談に来られたのだった。

筆者はまず、「体重の減少」のために、朝は人参ジュースのみにし、朝食前に三十分の散歩をすること、会社も歩いていける距離なので、歩けるときは往復歩くこと、昼はそば類ですませ、時間があるときは大好きなサウナもよく利用することを勧めた。

サウナは「高血圧に悪いから」と医師には禁止されていたが、本人は、「サウナに入ると気分がよい」と言う。それなら、サウナは高血圧の一因である塩分と水分を排泄し、体温が上昇して血管が拡張するので、無理に長時間入るようなことはせず、気分がよいという程度の長さのサウナ浴と水風呂を繰り返すように指示した。

たったこれだけの生活習慣の変化で、Aさんの体重は三カ月で八キロ減少し、大小便の出もよくなり、足腰がしっかりしてきた。血圧のほうも、降圧剤なしでも百三十～百四十／八十五～九十㎜Hgくらいの正常血圧を保てるようになった。

筆者が朝食前の散歩と会社への往復のウォーキングを勧めたのは、Aさんの場合、下半身の筋力の低下が高血圧の要因の一つになっていると考えたからである。

「老化は足から」という。確かに、年とともに尻の筋肉が削げ落ち、大腿部が細くなり、下半身がだんだんと寂しくなってくる。

Aさんの場合は、まだまだ下半身は壮健であったが、それまで日課としていた朝の散歩をしなくなったのだから、それだけ下半身の筋肉が弱くなったのは事実である。

脚や足が弱くなってくると、腰が痛い、膝が痛い、下肢がむくむ・つる・冷える・しびれる、さらに夜間頻尿、インポテンツなどの下半身の症状が表われてくる。

下半身が弱ってくると、目の力も並行して弱り、疲れ目、老眼、白内障などを訴えるようにもなる。こうした症状を東洋医学では「腎虚(じんきょ)」という。腎とは、腎臓、泌尿・生殖器を含め生命力そのもののことをいう。

脳溢血・心筋梗塞は下半身の病気？

筋肉を鍛えることによって筋肉の線維が肥大すると、中を走っている毛細血管の数も増える。逆に筋肉が衰えると、毛細血管の数が減ってくる。

人間の体温の四〇パーセント以上は筋肉で発生し、その筋肉の七〇パーセント以上が腰・下肢の下半身に存在する。若いときは下半身の筋肉が充実し、その中を走る毛細血管の量も多いので、下半身に血液がかなり多くプールされていることになる。年齢とともに下半身の筋肉が減少し、毛細血管の量も少なくなると、血液は上半身に集中してくる。

上半身の腕で血圧を測るのだから、血圧も上昇するわけだ。

したがって、年配者の血圧は、朝がいちばん高く、体をよく動かす昼間や、スポーツをした後に低くなることがよくある。血圧の日内変動としては、ふつうは午前中がいちばん低く、午後やスポーツの後は上昇する。ところが年配者の場合、朝や就寝時は、体温・気温ともに低いことに加えて、心臓より遠くにある下半身は冷えて、血流が不足し、上半身に血液が集まっているから、血圧は朝が高いことがよくあるわけだ。

つまり、年配者の高血圧の原因は、下半身の筋肉の質・量の低下ということになる。

脳には、ＢＢＢ（blood brain barrier＝血液脳関門）という関所が設けられている。

少々の有害物、毒物が血液内に入ってきても、脳だけは、それが到達しないように守ろうとするメカニズムである。人間にとって、脳が最重要器官であることを、体が認識していることの表われであろう。そのいちばん大切な脳で、なぜ、脳梗塞や脳出血が起こるのだろうか。

こうした脳卒中のことを脳溢血ということがあるが、文字どおり、脳に血が溢れた状態である。逆にいえば、下半身の血液量が減少した状態である。下半身の血液量すなわち毛細血管の減少は、先に述べたように下半身の筋力低下に起因しているのだから、脳卒中は脳の病気ではなく、下半身の病気であることがわかる。つまり、腎虚の一症状なのだ。

狭心症や心筋梗塞は、心臓の筋肉に栄養を送り込んでいる冠動脈の内腔が動脈硬化で狭細化し、心筋に十分に栄養と酸素が送れなくなったり（狭心症）、狭細化した冠動脈が血栓で閉塞して、そこから先の心筋が壊死を起こした状態である（心筋梗塞）。

この狭心症や心筋梗塞（冠不全）の有無を表わす心電図検査で、毎日二千五百歩くらいしか歩かない群、五千歩くらい歩く群、七千五百歩程度歩く群、一万歩以上歩く群、一万二千五百歩以上歩く群に分けて調べたところ、二千五百歩・群は約四〇パーセント、五千歩・群は約二五パーセント、七千五百歩・群は約一〇パーセント、一万歩・群は約四パーセントの心電図異常が見られ、一万二千五百歩以上歩く群は〇パーセントであった、という報告がある。

下肢の動脈が詰まる病気は、ほんの希にしか見られないのに、現代人には心筋梗塞や狭心症が多発する。心臓も上半身に位置している臓器なので、東洋医学的にいうと下半身の筋肉が落ち、下半身に血液のプールが十分できなくなって起きてくる病気の一つ、すなわち腎虚と考えられるのである。

ところで、高血圧や脳卒中には塩分はよくないといわれる。食物から体内に入ってきた塩分は、体内と血液内の水分を貯留(ちょりゅう)する働きがあり、むくみや血液量の増加を来たす。血液量が多くなると、その分だけ力を入れて血液を押し出さなければいけないから、血圧が上昇する。

現在のように、血管膨張剤やβ－ブロッカーなどの降圧剤が登場するまでの降圧剤というと、利尿剤がよく使われていた。西洋医学的には、尿（水分）とともに塩分を排泄して、血圧を下げるという説明がなされていたが、この血圧上昇のメカニズムをよく考えてみると、水分そのものも、血圧を上げることがわかる。

なぜなら、水分は体を冷やすので、血管を縮め、血液の流れを悪くして、さらに、血圧上昇に拍車をかけるからだ。

また、ビニール袋に水を入れて手で吊り下げると下の方が膨れるように、余分な水分は下半身に溜まり、下肢のむくみや女性の下半身デブ、大根足の要因を作る。そして恐ろしいことに、下半身に水分が溜まりそこが冷えると、血液や熱が上半身に押し上げられ、血圧も上昇して脳にも血が溢れてしまうことになる。これが脳溢血である。水分そのものが脳溢血（脳卒中）の一因になるのだ。

したがって東洋医学的には、塩分をことさらに悪者にするのは間違いであるといえる。血圧上昇の真犯人は、むしろ必要以上に摂りすぎた水分なのであって、塩分は第六章で詳しく述べるように、体を温める陽性食品として人間の体には不可欠であるばかりでなく、現代人の「冷え性」体質改善にも欠かせない。

こうして考えてみると、脳卒中の原因は、下半身の筋力の低下のほかに、下半身の

「冷え」の影響も強いわけだ。心臓弁膜症であれ、虚血性心臓病（狭心症）であれ、心臓の力が低下してくると全身の血行が悪くなり、腎血流量も少なくなって尿の生成・排尿量も少なくなり、体にむくみが生じてくる。体内の各器官にも水が溜まってくる。たとえば鬱血（うっけつ）肝、肺水腫などの状態になる。

つまり、体内の各臓器に溜まった水（水貯留）が悪さをするのだ。このことを東洋医学では「水毒」という。水貯留は血圧を上昇させて心臓に負担をかけ、やがて心臓の力を弱めていく。

こう考えてくると、水は、心臓にとっては大敵ということになる。

心不全の状態に利尿剤を処方するとよく効くのは、このためである。

肥満は代謝機能障害という病気である

西洋医学の専門家は、肥満の原因を摂取カロリーが多く、排泄エネルギーが少ないからだと主張する。

「水を飲んでも、お茶を飲んでも太る」という人が現実に数多く存在していても、摂取カロリー過剰論をゆずらない。

人間の体重の六〇〜六五パーセントは水分なのだから、体重が増えるということは体内の水分が増えるということとほとんど同義である。そのゆえ東洋医学では、肥満のタイプを「水太り」と「固太り」の二つに分ける。

「固太り」タイプは、筋肉も十分に発達しており、以前に激しいスポーツなどをやっていた人が、運動をやめ、食欲だけはスポーツをやっていたときと同じというタイプに多い。

「水太り」タイプは、女性のほとんどと、男性でも色白で水分を多く摂る人、運動もあまりしない人に見られる。というより、現代人の大半は、「水太り」といってよい。やたらと水、お茶、コーヒー、ジュース類を摂り、あまりトイレに行かない人は、「水太り」になりやすいのだ。といっても、摂取した水分だけがそのまま溜まって「水太り」になるわけではない。

水は体を冷やす一因になるので、体温の低下を招き、体内の脂肪や糖分などの燃焼を妨げ、老廃物が溜まって、肥満に拍車をかけることになるのだ。

「私は大根足だ」とか「下半身デブだ」とか嘆く女性が少なくないが、これも、水の為せる業なのである。

バセドウ病という病気がある。新陳代謝を促すホルモンを分泌する甲状腺の働きが亢進し、代謝がよくなりすぎるために、イライラ、動悸、発熱、発汗、下痢、手足の震えなどの症状を伴ってくる病気である。このバセドウ病にかかると、食べても食べても痩せてくる。

逆に、甲状腺ホルモンの分泌が低下する病気、粘液水腫は、あまり食べないのに、むくんだように太ってきて、脈が遅い、便秘、乏尿（尿の出が悪くなる）、体温低下、動きたくない、計算したくないなどの症状を呈してくる。

つまり「水太り」タイプの肥満の人は、この粘液水腫の病態に似ているのだ。

なぜ年齢とともに太りがちなのか？

ということは、肥満とは、入れたものを出せない新陳代謝の低下の状態なのだ。その新陳代謝を低下させている犯人が水（冷え）なのである。

人間は体温が摂氏一度上昇すると、基礎代謝（安静時代謝。呼吸や血液循環など生きていくために最低限必要なエネルギー量）率は、約一二パーセント上昇するとされている。

逆に体温が一度下がると、基礎代謝率も約一二パーセント下がる。これまでたびたび述べてきたように、現代人の体温が低下しがちであるのは水分の摂りすぎによる「冷え」に起因している。

つまり、肥満は「冷え」から来るといってもよいのである。

さらに、体温の低下は筋肉の衰えからも来る。

人間の体温の四〇パーセントが筋肉から出ていることはすでに述べたとおりである。基礎代謝率を上昇させて体内の熱源を使って発熱させるには筋肉が必要なのだ。したがって、筋肉の質・量の低下は、必然的に体温を低下させ、基礎代謝率の低下を招くことになる。

年配者の高血圧が、下半身の筋肉の衰えに起因することがあるのは先に述べたが、全筋肉の七〇パーセント以上が存在する下半身が衰えると、基礎代謝率が極端に低下することになるから、若い人と同じだけのカロリーを摂っても十分に燃焼されないことになる。

人間が年齢とともに太りがちなのは、このためである。同じ量の食物を摂り、同じ運動（労働）をしても、若い人は下半身の筋肉がたっぷりだから太らず、年配者は下半身が衰えがちだから太るのである。

下半身の筋肉の衰えとともに、同じ下半身に属する（臍より下）腎臓や大腸などの排泄臓器の血行も悪くなり、排尿や排便が十分になされなくなる。つまり、余分な水分や老廃物が体内に溜まり、肥満に拍車をかけることになる。

したがって、肥満もまた、血液が汚れていることの表われでもあるのだ。

たとえば、肥満者やヘビースモーカーには、白血球が著しく多い人が少なくない。白血球は、殺菌や免疫機能に関与しているとされているが、白血球本来の働きは、体内の血液中の老廃物を貪食処理することにある。つまり、白血球が多いということは、血液中に老廃物が多い証拠なのだ。

先にも見たように、この白血球はふつう、一立方ミリメートル中に四千〜八千存在しているのに、肥満者やヘビースモーカーの場合は一万個以上も存在していることが多く見られる。

アメリカの生命保険会社の統計によると、肥満者は正常体重者と比べて、糖尿病、肝硬変、虫垂炎、胆石、慢性腎炎、脳卒中、心臓病などで死亡する確率が二〜三倍も高いことがわかっている。

ここでもまた、「万病一元、血の汚れより生ずる」が証明されるわけである。

このように、水分の摂りすぎによる「冷え」に下半身の衰えが重なると、肥満と高血圧がセットでやって来ることになるのだが、これを解消するには、下肢や腰の筋肉運動が大切になってくる。

いちばん手っ取り早く無理なくできる下半身の運動は、ウォーキングである。

痩せるためのウォーキングは、一分間に九十メートル程度の「速歩き」を一回三十分以上、週に三回以上行うのが望ましい。歩きはじめて十五分くらいは体内の糖分が燃焼されるので、さらに脂肪を燃やして排泄するためには、三十分以上の「速歩きウォーキング」が必要なのである。

黒系統の色彩の食物には減量効果がある

筆者のクリニックには、太ったご婦人が、「何か、痩せる漢方薬はないですか」とよくやって来られる。「奥さん、水分をよく摂りますよね。グレープフルーツやケーキやパンも大好きでしょう」と尋ねると、「エーッ？　どうしてわかるのですか」とびっくりされる。

東洋医学の「相似の理論」では、「水分の多いものを食べると、ブヨブヨの水太りになる。フワーッと膨れたものを食べるとフワーッと体も膨脹する」と考える。つまり、食べたものと同じ体型になると考えるのである。この理論に従って、痩せたいのなら、牛蒡（ごぼう）、人参、蓮根（れんこん）、葱（ねぎ）、リンゴや玄米食など、硬くて、色の濃いものを食べるように指導することにしている（これらの食材の詳しい情報については、第6章を参照していただきたい）。

太った人は、かならずといってよいほど、黒系統の衣服を着たがる。白や緑や青系統の衣服は、まず着ない。白や青などの「冷色」は広がる色だし、黒や赤は引き締まる色だからである。太った人は、本能的にそれを知っているわけだ。

西洋医学では、牛乳五百ccとプロセスチーズ百グラムは同じカロリーなので、牛乳五百ccを飲んだ場合と、プロセスチーズ百グラムを食べた場合は、同じように血となり肉となると考える。

しかし、東洋医学でいえば、白い牛乳は体を冷やすのに対して、黄色いチーズは体を温める。したがって、チーズを食べれば体熱を高め、脂肪、糖類、老廃物を燃やし、むしろ体重を減少させる効能があるが、牛乳は体内に水分を溜め、糖類や脂肪の燃焼を妨げて肥満傾向を助長すると考える。

このように、同じような食物なら、色の濃い食べ物が体を温め、減量効果を発揮してくれるのである。以下に、その具体的な例を列挙してみよう。

青・白・緑系統の食物 (体を冷やし、肥満傾向を助長する)		赤・黒・橙(だいだい)系統の食物 (体を温める、減量効果を発揮する)
牛乳	↓	チーズ
白パン	↓	黒パン、ガーリックトースト

白米　↓　玄米
大豆　↓　小豆、黒豆、納豆
白ワイン　↓　赤ワイン
ビール　↓　黒ビール
葉菜類　↓　根菜類、海藻
うどん　↓　そば
緑茶　↓　紅茶
白ゴマ　↓　黒ゴマ
白砂糖　↓　黒砂糖
バナナ、パイナップル、ミカン、
レモンなど南方産の果物（水分
が多い）　↓　リンゴ、サクランボ、ブドウ、
プルーンなどの北方産の果物
（水分が比較的少ない）
酢　↓　黒酢

個々への食材については第6章に詳述するが、このように同じような食物なら、上

段の食物は白を代表とする薄い色の食物なので体を冷やし、肥満傾向を助長するから、どうせ食べるなら、下段の黒を代表とする濃い色の食物を摂ったほうが、体を温め、減量効果が期待できるのである。

このことは、科学的にも確かめられつつある。

レストランの色彩を観察すると、「赤提灯」はもとより、中華料理店、ファミリーレストランなど、ほとんど外観が「赤」系統で装われていることに気付く。「色彩学」でいうと「赤色」からは電磁波が出て、血行をよくしたり気力を高める作用があり、食欲もそそるのだそうだ。

赤い靴下、赤いパンツは、包んでいる部分の皮膚の血行をよくして、足を温め、睾丸（こうがん）の機能をよくして性欲を高めてくれる。

そのうえ、食物を赤くする成分であるカプサイシン（赤ピーマン、赤唐辛子などに含まれる）、リコピン（トマトなどに含まれる）、アンソシアニン（イチゴ、小豆などに含まれる）、キチンキトサン（カニ、エビの殻などに含まれる）、β-カロチン（人参などに含まれる）などは万病の薬である。活性酸素を除去し、免疫力を高めて、万病の予防・治癒促進に役立つからだ。

黒豆、玄米の色素はアンソシアニンで、元来はイチゴ、小豆などの赤色を表わす色素であるが、その含有量が増えると赤→紫→黒に変化していく。つまり、赤より黒がさらに、体を温めたり、引き締めたりする効能が強いということになる。

黒砂糖の黒色成分も、体を温めて糖類の燃焼をよくし、血糖値の上昇を抑え、膵臓のインシュリンの分泌を節約してくれるので糖尿病に効く。

汗かきの人は「冷え性」である

《症例2》

「なんとか体重を減らしたい」と筆者のクリニックを訪れたBさんは、身長百七十センチ、体重七十九キロ、色白で一目で「水太り」タイプとわかる四十歳の調理師である。日ごろ、汗かきなのも悩みの種だという。

汗をかくということは、体内に水分が多すぎるので、それを体外に排泄して、少しでも体調をよくしようとする状態であると考えられる。

「汗かきは暑がりである」と考えられがちだが、実は逆である。「冷え性」なのである。水分の摂りすぎによって体が冷えているから、脂肪や糖分の燃焼が妨げられ、老廃物が余分な水分と一緒に体内に溜まっている。それを体外に排泄しようとするのが汗をかくということなのだ。

そこで筆者は、まず余分な水分を摂らないこと、水分を摂りたくなったら、体を温め利尿作用も有する生姜紅茶を、一日三〜四杯飲用するように指導した。

Bさんはさっそく、熱い生姜紅茶を飲むようにしたところ、水をかぶったように発汗して(ぬるい生姜紅茶では、それほどの発汗はなかった)、尿も勢いよく出るようになり、逆に夜間頻尿はなくなり、大便の排泄もよくなった。その結果、毎日五百ccの生姜紅茶の飲用で、最初の一週間で三キロ、その後、二週間ほどで三キロ、結局、わずか三週間ほどで七キロの体重減少に成功した。

動作も軽やかになり、肩や腕、腰の痛みといった職業病も改善され、体温も摂氏〇・五〜一度上昇し、やる気も旺盛になったとのことである。

肥満の原因として、水分がいかに大きく関わっているかを示す症例である。

糖尿病患者はなぜ口が渇くのか？

いま日本には、約六百万人の糖尿病患者がおり、四十歳以上の実に十人に一人が糖尿病である。

放置すると、目、腎臓、神経に合併症が生ずる。糖尿病性網膜症で年間約三千人が失明、糖尿病性腎症で約四千人が透析を余儀なくされている。

糖分（ブドウ糖）は、われわれの大切なエネルギー源であるが、これが筋肉や内臓、脳の細胞などに利用されるには、膵臓から分泌されるインシュリンというホルモンが必要である。これが不足すると、血液中の糖が多くなり（高血糖）、最終的には、糖尿病の三徴である網膜症や腎症、神経障害などを起こしてくる。

人間の体は、それを阻止するために脳から口渇の指令を出し、水分をたくさん摂って血液中の糖分を薄め、それを尿として外に出す。その結果、糖尿、多尿が出現するわけだ。人間の排泄物である目やに、鼻くそ、大便、小便、汗、皮脂、痰などのうち、大便以外は、すべて血液の中の老廃物が分泌・排泄されたものだ。したがって、高血糖であると、こうした排泄物の中に、少量の糖分も混じってくる。「ばい菌」は、糖が大好きであるから、こうした排泄物を出す臓器に「ばい菌」が繁殖して、結膜炎、鼻炎、膀胱炎（腎盂炎）、皮膚炎・毛のう炎、膣炎、気管支炎などの炎症が起こりやすくなる。

また、血液中の白血球は、血糖値が高くなると貪食力や殺菌力が低下する。いわゆる、免疫力が低下する。したがって糖尿病の人は、ガンをはじめ、種々の病気になりやすいわけだ。

高血糖は、血管、とくに眼底、腎臓、脳、冠動脈など細小血管の壁を傷害し、硬く脆（もろ）くしてしまう。

高血糖を招くインシュリン不足の原因には二つある。一つは、ウイルス感染、あるいはインシュリンの分泌細胞であるランゲルハンス島細胞抗体により引き起こされる自己免疫メカニズムによって、β細胞（ランゲルハンス島）が侵され、インシュリンの産生ができなくなった状態をインシュリン依存型糖尿病といい、インシュリンの注射を毎日する以外、生存していく方法はない。

インシュリン不足の原因のもう一つは、インシュリンの産生はちゃんとなされてはいるが、その分泌量が少ないタイプで、こういう人が肥満や過食などでインシュリンを大量に必要とする状況が起こると、インシュリン不足に陥る。このタイプをインシュリン非依存型糖尿病という。

前者は糖尿病患者の一五パーセントくらいで、あとの八五パーセントは後者である。

空腹時血糖値は、百十ミリグラム以下が正常で、百四十ミリグラム以上だと、ほぼ間違いなく糖尿病だ。ただし、血糖値が百六十〜百八十ミリグラム／dl以上にならないと尿糖は出現しない。

糖尿病は、初めは口の渇きやだるさくらいしか症状が出ないため、甘く見て放置しがちであるが、進行すると、糖尿病性腎症（血圧上昇、タンパク尿、足のむくみ）、尿毒症、神経障害（両足先のピリピリ感、インポテンツ、排尿障害、無痛性心筋梗塞）、糖尿病網膜症（出血、白内障、緑内障→失明）を併発してくる。

したがって早期の対策が重要なのだが、予防や治療としては、一日千二百〜千五百キロカロリー（日本人の平均摂取カロリーは二千キロカロリー）の厳しい糖尿病食を摂ることや、筋肉を動かすと血糖が消費され、インシュリンも節約できるので、ウォーキングなどのスポーツをすることが奨励される。

これでうまくコントロールできないときには、経口糖尿病薬やインシュリン注射による治療が行われる。それにもかかわらず、うまく治療できず、失明や人工透析、または、血管性病変の壊疽(えそ)に陥り、下肢の切断などに追い込まれることも少なくない。

糖尿病も下半身の弱りと「冷え」が原因

東洋医学では、血液の糖の量を調べる血液検査などできない時代に確立された医学大系である。したがって、現代における東洋医学でも、病名はともかく、症状を最重要視するという伝統を持っている。自覚症状、他覚症状、診察所見を合わせたものを「証(しょう)」といい、治療は、「証」に従って行う。すると、診断名がわからなくても治療ができるのである。種々の膨大な検査を行って診断を下し、そこからようやく治療がスタートする西洋医学とは、この点が大きく違うところでもある。このような「証」に従った治療を随証療法という。

糖尿病は、症状としては、ひどくなると尿から糖が出てくるので、東洋医学では下半身の病気と考える。西洋医学でインシュリンを分泌する膵臓の病気と考えるのと対照的である。

筆者は医師として、これまで何百人もの糖尿病患者を診てきたが、ほぼ百パーセント確実にいえることは、皆さん上半身は立派（または太っている）のに、下半身（腰、尻、下肢）が妙に細いという印象が強いことである。糖尿病の患者さん自身、「最近、どうも下肢が冷えて、下肢や腰に力がなくなったようで……」などと、ぼやく人が多い。自覚症状の一つである。

人間は齢を取ると、ごく自然に腰痛や膝の痛み、下肢の冷え・むくみ・しびれ、頻尿・インポテンツなど下半身の機能低下の症状が出現するものであることはいうまでもない。下肢、腰の力の低下（腎虚）は、目の力の低下と比例し、疲れ目、老眼、白内障などの目の症状が出現することも先に触れたとおりである。

こう考えると、糖尿病の症状は、老化の症状とまったく同じで、東洋医学でいう下半身、つまり下肢、腰の弱りを原因とする病気なのである。

「そんなに甘いものなどの糖分を摂った覚えがないのに、血糖値が高くなった」という人がよくいる。その原因を考えると、糖尿病の正体が見えてくる。

血糖値が高くなるということは、体内の糖分が燃焼されずに血液中に老廃物として残る量が多くなるということである。その意味で、「血液の汚れ」にほかならないのだが、先にも述べたように、糖分などのカロリーは、多くは筋肉で燃焼される。人間の全筋肉の七〇パーセントは下半身に集中しているから、下半身の筋肉が衰えると、糖分が燃焼されずに血液中に残り、高血糖（糖尿病）になる。

ここで重要なのは、先に述べた体温と基礎代謝の関係である。体温の低い人は、よりいっそう、体内に入った糖分を燃焼できなくなるのだ。

糖尿病もまた、水分↓冷え↓高血糖という悪循環の表われにほかならないのである。

糖尿病や老化の予防・改善には根菜類を

それでは、糖尿病の予防と治療には、どのような食物が適しているのだろうか。

糖尿病を下半身の弱りが原因の一つと捉えると、次ページの図にあるような東洋医学の「相似の理論」から人間の下肢、腰と野菜の根菜類は相似するから、牛蒡、人参、蓮根、葱、玉葱、山芋などを食べればよいと考えられる。

それを応用した漢方薬が八味地黄丸（はちみじおうがん）だ。これは八つの生薬からできており、そのうち五つまでが根の生薬（山芋、地黄、沢瀉（おもだか）、附子、牡丹（ぼたん）の皮）である。

八味地黄丸は、下肢・腰の痛み、頻尿、疲れ目、かすみ目、下肢のむくみ、インポテンツに効くとされているから、本来は老化予防と改善のための漢方薬だが、糖尿病が老化とまったく同じ症状を呈することは、すでに述べたとおりである。

したがって、とろろそばをはじめ、山芋を千切りなどにして毎日食べることもお勧めできる。また、玉葱の中にはグルコキニンという血糖降下成分が入っているので、玉葱、大根を薄切りにし、ワカメを混ぜてサラダを作り、醬油味のドレッシングをかけて食べるのも最高の糖尿病食となる。

ワカメには、食物繊維が大量に入っていることも、糖尿病の治療にはよい。すでに述べたように、食物繊維は、腸の中の糖分が血液に吸収されることを阻止し、大便への排泄を促してくれるからだ。また、醬油味ドレッシングの醬油にも意味がある。

塩分が体を温める陽性食品として重要であることは先に触れたが、醬油も塩分を含

人間と野菜（根菜類など）の「相似の理論」

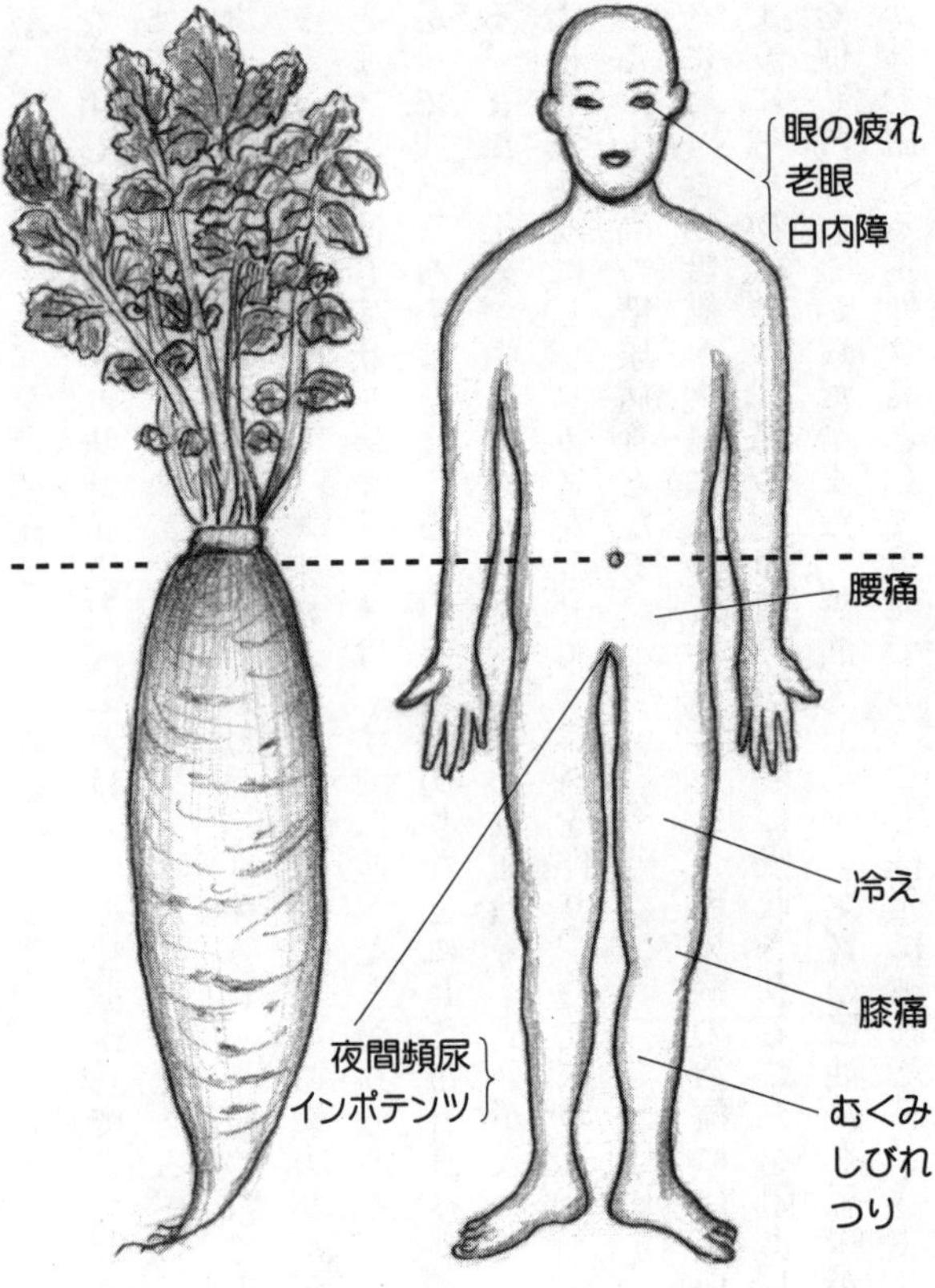

下半身が弱くなってくると、目の力も衰えてくる。
人間の下半身は野菜の根っこに相似しているから、
足腰が弱くなってきたと感じたら、根菜類を摂るむから体を温める陽性食品である。

ということは、糖をはじめ、脂肪、タンパク質などの熱源を燃やしてくれるわけである。西洋医学的には、塩や醬油はときとして悪者にもされるが、ゼロ・カロリーであるうえ、東洋医学的には、体を温める陽性食品として重要視されることは、第六章で詳述したい。

わずか三カ月で血糖値が正常に

《症例3》

Cさん（六十歳）は百六十三センチ、五十八キロ、中肉中背の会社社長。ここ数年は、糖尿病（Cさんの空腹時血糖値は百八十〜百五十㎎／dl、HbA1c〈糖化ヘモグロビン＝二〜三カ月の血糖コントロール状態を診る指標。正常値は三・五〜五・八パーセント〉は八・〇〜八・五パーセント）を患い、一日二回の経口糖尿病薬と、一日千二百キロカロリーの厳しいカロリー制限食を主治医から指示されている。

薬はまじめに服用しているが、食事のほうは、夜の宴会などで、つい羽目をはずし

て暴飲・暴食することがあり、糖尿病の状態は少しずつ悪化、主治医からは「このまま
いくと、将来、インシュリンの注射が必要」と叱られ、気落ちしているとき、知人
の紹介で筆者のクリニックを受診された。
望診（患者さんの栄養状態、皮膚、血色などの状態を視診すること）で、上半身は
ガッチリしているのに、下半身が妙に細い。東洋医学でいう典型的な糖尿病タイプの
体格である。「足がつりませんか」と尋ねると、「しょっちゅうつって困っています」
との返事。「あなたの糖尿病の原因は下半身の弱りですから、根菜類を毎日、存分に
食べ、しっかり歩くようにしてください」と指示した。
朝は、根菜の人参二本とリンゴ半個（糖分を少なくするため）に、玉葱を少量（二
十グラム程度）加えた生ジュースを噛むようにして飲んでもらい、体を温め、糖を燃
やすために生姜紅茶一杯（生姜の含有成分の亜鉛はインシュリンの原料にもなる）を
飲んでもらい、会社までの片道二キロを歩くように指示。
昼食は、とろろそば（山芋は、糖尿病の妙薬の八味地黄丸の主薬）に、葱をいっぱ
い入れて七味唐辛子をたくさん振りかけ、体温を上昇させて糖の燃焼を助けるように

と指示。

さらに夕食は、よく嚙むことを条件に、何でも食べてよい、大好きなお酒も多すぎなければよいことを申し伝えると、大喜びで直ちに実行された。

すると、数年来、血糖値もHbA_1cの値も上がりつづけていたのに、わずか三ヵ月で、血糖値は百十mg／dlと正常になり、HbA_1c値も六・三と、目や腎臓に障害を生じない程度にまで降下した。六ヵ月後には経口糖尿病薬も中止することができ、下半身に力がついて、体重はむしろ六十キロと増加し、すこぶる体調が良好になられた。

第4章

ガンはなぜ「熱」に弱いのか？

西洋医学ではガンは治せない

ガン死が、日本人の死因の一位に座りつづけ、その数も増加していることについてはすでに述べた。ガンに対する三大療法は、手術、放射線療法、抗ガン剤投与であるが、そのほかにも免疫療法やガン細胞を遺伝子レベルでやっつける治療法まで開発され、ガン治療は日進月歩であるとされている。にもかかわらず、ガン死は増えつづけ、某国立がんセンターの歴代所長の七人のうち五人が、ガン死されるというショッキングな事実もある。

『患者よ、ガンと闘うな』という本がベストセラーになったり、『ガンは切ると早死にする』という本まで出されて、「ガン治療」に関する情報が氾濫し、ガンに効くとする健康食品が次々に世に出て、「ガン」はまさにカオス（混沌）の中にある。

何らかの原因が正常細胞を刺激しつづけ、遺伝子が変異してガン細胞になり、臨床医学の内視鏡やエコー、CTスキャンなどで発見しうる最小の大きさの直径〇・五センチのガンになるまで、平均二十年かかる。

何らかの原因が二十年間も作用しつづけ、二十年もかかってできたガン腫なのだから、それを切り取ってみたところで、「結果」を取り去っただけで原因を除いたわけではない。したがって、また新たにガンができてきても、何の不思議もない。これを、西洋医学では再発や転移というが……。

長崎や広島など原爆が落とされた土地の人々は、ほかの地域に比べて発ガン率が高かったし、一昔前までは、放射線科の技師や医師も発ガン率が高かった。つまり、放射線には発ガン性があることは、誰でも知っている。

また、風邪薬や胃腸の薬にまで、その使用説明書にはLD50なる記号が書いてある。LD50＝Lethal Dose 50で、その薬を用いた場合、五〇パーセントのマウスを殺す量のことである。ネズミの体重を人間の体重に換算すると、人間の致死量もすぐわかる。したがって、埼玉県で起きた保険金殺人事件のように、風邪薬でも人を殺せるわけだ。

いわんや、抗ガン剤においてをや、である。

つい先日も、某大病院の医師が、誤って定量の十倍の抗ガン剤を患者の点滴に入れ、死亡させたという事件があったが、もともとガン細胞を殺す抗ガン剤は、正常細胞をも殺すのだから、こうした事件が起こるのは何ら不思議ではない。

いろいろな食品添加物や化学物質の発ガン実験でも、抗ガン剤の発ガン性がいちばん強いというのだから、抗ガン剤療法は放射線療法と同じく、諸刃(もろは)の剣(つるぎ)的な危険性を持っているのである。

白血球や、それが産生する免疫物質を利用しての免疫療法も、「焼け石に水」の感がある。

ガン細胞が一個できて、ガン腫となって臨床医学的に発見されるまで約二十年、直径〇・五センチのガン腫は、十億個のガン細胞が集まってできている。二十年前にガン細胞が一個発生したときに、何億個も存在する血液内の白血球や、それが産生する免疫物質は、たった一個のガン細胞を消滅させることができなかったのである。

それなのに、十億個にも一千億個にもなったガン腫を、免疫療法で退治できるのだろうか、というのが素朴な疑問である。

こうした種々の西洋医学的療法で治療しても、ガンは、次から次に執拗に再発・転移を繰り返して、体の種々の臓器をむしばみ、出血を起こし、免疫力を落とし重篤(じゅうとく)な感染症を誘発して人を死に追いやる、というのが大半のケースである。

西洋医学では、こうした行動をとるガン細胞を悪魔の細胞と見なし、治療に際して、「ガン細胞を叩く」という表現をよく使う。

しかし、人間の体には、長生きしよう、病気になった部分は治療せしめよう、という自然治癒力が常に働いている。咳にしても、痰にしても、発疹にしても、発熱にしても、下痢にしても、すべて、病気を治そう、体調をよくしようとする反応である。

そういう観点からすると、ガンの存在にも何か意味があるのかもしれない。

「ばい菌」は悪者ではない

和歌山県で起きたヒ素入りカレー事件や雪印乳業の食中毒事件のように、明らかに有毒物が体内に入ってくると、胃液、腸液、膵液、胆汁などの消化液を大量に分泌して毒を薄め、嘔吐したり下痢したりして体外へ排泄する。血液に吸収して血液を汚さないための反応である。

しかし、これほどの有毒物でない場合、つまり野菜や果物の残留農薬、一部の化学調味料、体に合わない化学薬品、食べすぎて十分に消化分解できなくて胃腸内で発生した中間代謝物などが、胃腸を通って血液内に侵入した場合はどうなるか？　こうした場合は、白血球をはじめ血液の細胞が感知して、肥満細胞に情報を伝え、そこからヒスタミンが分泌されて、血管壁の透過性が増すことにより、その有毒物と水分を皮膚のほうへ排泄する。これがじんましんや湿疹などの皮膚病である。つまり、皮膚病はすべて、血液や体内の老廃物を体外に排泄して血液の汚れを取ろうとする反応なのである。

したがって、西洋医学的に抗ヒスタミン剤やステロイド剤で反応を抑え、そのときはよくなったように思えても、結局は長引くことが多いのである。これが、「皮膚病の三ない」つまり「(原因が)わからない」「治らない」「死なない」といわれる所以(ゆえん)である。

昔から、発疹を伴う梅毒(ばいどく)やはしかなどの病気では、「発疹がひどいほど病気自体は軽くすむ」といわれてきたが、その理由がうなずけるのである。

こうした血液の汚れの浄化反応では間に合わないくらいの血液の汚れが存在すると、人間の体は「ばい菌」の助けを借りることになる。「ばい菌」が体内に侵入してくださり、肺炎、膀胱炎、胆のう炎などの炎症を起こすのである。

炎症は文字どおり、火が二つ重なったような症状であり、英語でもinflammationといい、flameは「炎」の意だ。西洋医学では、「ばい菌」を悪者にし、膨大なお金をかけて抗生物質を開発し、耐性菌が出現すると、また新しい抗生物質を開発するというぐあいのイタチごっこを繰り返している。

しかし、「ばい菌」はふだんどこにいるのかを冷静に考えてみると、西洋医学的考えは、おかしいことに気付く。

「ばい菌」は、ゴミ溜め、ドブ川などの汚ないところにしかいない。小川のせせらぎや、南洋のコバルトブルーの海の中にはほとんど存在しない。なぜなら「ばい菌」は、地球上のいらないもの、死んだもの、余分なものを分解して土に戻すために存在しているからだ。

したがって、人間の体内に入ってきて炎症を起こすということは、人間の体内、血液内が汚れていることの証拠だ。

東洋医学では、風邪、気管支炎などの炎症性疾患のときには、「ばい菌」を殺そうとするのではなく、炎症の原因となっている「血液の汚れ」を取り除こうとする。たとえば、葛根湯を使うのもそのためである。

葛根湯は、先にも述べたように、体を温める葛の根、麻黄、生姜、大棗などを主成分としている。体を温めて発汗を促し、血液内の老廃物を排泄することにより炎症の原因を取り除こうとするのだ。

炎症疾患による発熱は、発熱することによって老廃物を燃焼させようとする反応なのだから、やみくもに解熱すべきではないのである。

ガンにも存在意義がある

人間の体は不思議なもので、動脈硬化さえ、人間の体は「よかれ」と思ってやっていることなのである。動脈硬化は、汚れた血液を浄化させる反応であるからだ。

発疹、炎症（発熱）などの血液浄化反応を無理やり抑えたり、または齢とともに発疹や発熱の反応が十分にできなくなると、人間の体はどう反応するか？　血液が汚れた場合、老廃物を血管の内壁に沈着させて血液の汚れをきれいにしようとするのである。これが動脈硬化なのだ。

その結果、血液の通り道が細くなると心臓は力を入れて血液を押し出そうとする。これが高血圧である。

高血圧に対して西洋医学では、心臓の力を弱める薬や血管拡張剤を使って、血圧を下げようとする。脳卒中や心筋梗塞の予防には一時的にはなるが、同じような生活習慣（食や運動）を続けると、また血液は汚れてくる。血液の清浄さを保つために、今度は、汚れた血を一ヵ所に固めるという反応が起こる。これが血栓である。

この血栓に対して、血栓溶解剤を用いるなどの、おざなりな治療を続けると、血液の汚れ自体は解消されないわけだから、人間の体としては、血液の汚れを一ヵ所に固めて、浄化し、血液の汚れが全身の細胞に害を及ぼさないようにする装置を作る。これが、ガン腫と考えてよい。

西洋医学でも、ガン細胞からはガン毒素（cancer toxin）が産生されているという事実は認めている。この点において、東洋医学から見たガン存在の意義と完全に辻褄が合うのである。

このようにガン細胞は、人間の体にとって血液を浄化する装置なのだから、西洋医学的方法での手術、放射線療法、抗ガン剤投与でガンを抹殺しようとしても、その人が生きている限り、新たにガンができてくるのである。これを西洋医学では、再発とか転移といっているのである。

「ガン細胞は血液を浄化する装置である」という考えを裏付けるのが、ガン細胞と白血球が酷似しているという事実である。血液内の老廃物、有害物を貪食・処理する細胞である白血球とガン細胞は、似たもの同士なのだ。

以下の点において、ガン細胞と白血球は酷似している。

①人間の細胞で、体内を自由に移動できるのは、白血球とガン細胞のみである。白血球もガン細胞も、血液内を移動するときは、Ｌｅｘと呼ばれる分子(糖鎖)を産生し、体内を遊走する。

②細胞と細胞の間に存在する基底膜を移動できるのは、白血球とガン細胞のみで、メタロプロテアーゼ(タンパク質分解酵素)を産生し、基底膜を溶解して突破す

る。

③白血球もガン細胞も、活性酸素を放出して、有害物を焼却する。

つまり、ガン細胞は白血球と同じく、血液の汚れを浄化している細胞ということになる。ガンは、人類の仇敵、悪魔の細胞などというものではなく、血液の汚れを処理する延命装置と考えることもできるわけだ。『ガンは切ると早死にする』とか『患者よ、ガンと闘うな』というような著書が世に出てくるのも当然であろう。

マラリアの患者はガンにならない？

前章の「肥満」に関する項のところで、甲状腺の異常で新陳代謝が亢進し、イライラしたり発熱などの症状を伴うバセドウ病について述べたが、バセドウ病の患者は、一般の人に比べて発ガン率が千分の一以下であるとされている。このことから、発熱とガンの発生には何らかの関係があるのではないかと見られるようになった。

また、イタリアのローマの近くにあったポンティン沼には、マラリアを媒介する蚊が生息し、周辺の住民はマラリアにしょっちゅう罹患し、高熱を出していたのだが、第二次大戦前、この沼を埋め立てたところ、周辺住民は、マラリアにはかからなくなったが、ガンにかかるようになったというエピソードがある。マラリアにかかっていたころは、ガンにかかる人はほとんどいなかったのである。

このことから、マラリアによる発熱が、ガンを予防していたのではないかと推測される。

一八六六年、ドイツのブッシュ医博は、「丹毒（たんどく）やその他の高熱を伴う病気にかかるとガンが治る患者がいる」ことを論文で明らかにしている。その後、一九〇〇年代の初め、アメリカのコーリー医博も、「発熱とガンの治療」に関する医学文献を渉猟（しょうりょう）し、手術不能のガン患者で、丹毒に感染した三十八人中二十人が完全治癒した事実を発見している。

人間の体内には、脳、目、鼻、舌、肺、胃腸、子宮……と、どこにでもガンは発生するが、心臓ガンと脾（ひ）臓ガンは聞いたことがない。心臓は四六時中動いて心筋から熱を産生しているし、脾臓は、赤血球（赤は温かい色）が集まっているところで、体温の高い臓器である。

こうした例によって、ガン細胞は「熱」に弱いことがわかる。

一九七八年（昭和五十三年）年、国立予防衛生研究所から、「人間の子宮ガン細胞を取り出し、摂氏三十二度から四十三度の間で温度変化を与えて、正常細胞と比較してみると、三十九・五度以上になるとガン細胞は十日くらいで全滅したが、正常細胞は痛手を受けなかった」という実験結果が発表された。

こうした事実によって西洋医学でも、最近、ガンに対する温熱療法が行われてもいる。

温熱療法がガン治療に効果がある論拠としては、次の二点が挙げられている。

①ガン細胞のタンパク質は、正常細胞のタンパク質より熱に弱い。しかもガン細胞は、正常細胞より摂氏一・五〜二度高温である。正常細胞は四十二度以下ならダメージを受けないので、ガン細胞を四十三度に温めると、正常細胞は四十一〜四十一・五度となり、治療が可能となる。

②ガン細胞には相対的に血管が少なく、そのため血流も少ない。体温を上昇させた場合、ガン細胞には、たくさんの酸素が必要なのにもかかわらず、十分に供給できず、酸欠のためガン細胞は死滅する。

論拠として間違いはないのだが、東洋医学的に考えると次のようになる。

風邪、肺炎などの炎症疾患、食中毒、下痢、リウマチなどの自己免疫性疾患をはじめ、ガンを含めたほとんどの病気は、食欲不振と発熱を伴う。食欲不振も発熱も、病気が起こった(存在している)という警告反応であると同時に、病気を治そうとする治癒反応でもある。

病気の結果が食欲不振と発熱なら、病気の原因はその反対、つまり「過食」と「冷え」ということになる。過食と冷えによって、血液内に、余剰物、中間代謝物、老廃物が溜まると、それ以上増やすまいとして、脳が食欲不振を起こさせ、そうした老廃物を燃焼処理するために発熱するものと考えてよい。

ガンも特別な病気ではなく、炎症をはじめとするほかの諸々の病気と同じく、血液の汚れの結果起こる病気なのだから、その汚れを燃やすために発熱してくると考えてよい。

したがって、ウォーキングをはじめとするスポーツを心がけ、入浴・サウナにいそしみ、針灸（しんきゅう）・マッサージを受け、カラオケなどの趣味に打ち込み、陽性食品（体を温める食品）をしっかり摂るなどして、体を温める工夫を日常生活で実行することが、ガンをはじめとする種々の予防につながることは、もはや説明を要しないだろう。「冷え」を改善するために体を温めると同時に、「過食」を改善することも、種々の病気の予防に著しい効果を上げる。つまり、「食欲不振」の効能であるが、それは次章で詳述したい。

末期ガンからの生還

《症例4》

Dさん（五十三歳）は身長百五十四センチ、体重四十六キロのやや小柄で、快活な女性。

一九九一年（平成三年）に子宮筋腫を手術、一九九二年（平成四年）に乳ガンのため、右乳房摘出およびリンパ節摘除、一九九三年（平成五年）には、卵巣のう腫で両卵巣摘除、同年乳ガンが肝臓へ転移し、主治医は家族に「生存確率五パーセント、あと二年の命なので、好きなことをさせてやりなさい」と宣告した。

その後、抗ガン剤の治療も受けるのだが、激しい嘔吐、脱毛、倦怠感、感染症を繰り返して、体がガタガタになっているとき、人参ジュース断食のことを聞いて筆者の保養所に来られた。

小柄なDさんが、人参ジュース断食を三週間もされ、この間、毎日十キロの散歩、一日数回のサウナ浴を実行されると、口内がネチャネチャして気持ちが悪くなるほど臭くなり、舌の上に、真っ黒な苔が出現した（健康な人は白舌苔、何か病名がつく人で黄舌苔、ガンをはじめ重篤な病気の人では、黒舌苔になる）。

舌苔は、血液の汚れの程度を表わしており、色が濃いほど、血液が汚れていたことを示す。この舌苔が出るとともに、体が軽くなり、頭も冴（さ）えてきて、顔色もよくなられた。抗ガン剤で痛めつけられていた爪や肌も艶（つや）が戻り、体調もよくなっていかれた。

その後、Dさんは、東北地方の有名なT温泉にも行かれ、保養所にも年二回ジュース断食に来られるが、七年目の今年の一月、東京の某がんセンターで「肝臓ガンは完治した」という確診をいただいている。

一九九五年（平成七年）九月二十五日の時点で、九・五×十一・〇センチもあった転移性肝ガンが完治したことは奇跡に近いが、人参ジュース断食で体内・血液の汚れを除き、散歩や温泉浴・サウナ浴で体熱を上昇させたことが、ガンをも治したということになる。同じようなガンを患う人が、同じことをやっても、同じ結果が出るとは限らないだろうが、このような症例もあるということは、西洋医学の手術、放射線療法、抗ガン剤投与という暴力的なガン治療が、果たして正当なのかどうかと考えさせられる。

第5章

体毒を出し尽くす「人参ジュース断食法」

人参ジュースとの衝撃的な出会い

最近はダイエット（diet）というと「痩身法（そうしん）」という意味で用いられているが、もともとは、飲食物という意味だ。食事療法のことはdieteticsという。食事療法というのは、食事で病気を治す方法のことである。

人参ジュース断食法というのは、そういう意味で食事療法という名に相応（ふさわ）しい療法である。

二十数年前、筆者が勉強に出向いたスイスのチューリヒにあったビルヒャー・ベンナー病院は、一八九七年に設立されて以来、毎朝かならず人参とリンゴで作ったジュースを患者に飲ませ、食事も毎回、黒パン、ポテト、ナッツ、豆類、野菜、モヤシ、果物などで作られており、肉類、鶏卵、牛乳・バターは一切出てこなかった。

ヨーグルトと胚芽と果物をミキサーにかけた当病院スペシャルのビルヒャー・ミューズリーが、唯一の動物性食品だ。病院では、全世界から集まってくるガンをはじめとする難病・奇病の患者を、この食事療法を主体に、種々の物理療法（針灸・マッサージ、ヒドロセラピー、温熱療法など）でものの見事に治療せしめるヨーロッパでは有名な病院だった。

当時の院長のリーヒティ・ブラシュ医博（創設者・ベンナー博士の姪）に、「なぜ、そんなに人参ジュースが効くのですか」と質問したところ、人参は現代人に必要なビタミン、ミネラルを、「すべて含んでいる」という答えが返ってきた。

現代の欧米型の食事は、黒パンを白パンに、玄米を白米に、黒砂糖を白砂糖にといううぐあいに、ビタミンとミネラルの詰まっている胚芽の部分を削ぎ落とし、われわれをビタミン、ミネラル欠乏症に陥れた。第六章でも述べるように、現在、ビタミンは約三十種類、ミネラルは約百種類が知られているが、このビタミン、ミネラルを毎日百三十種類、栄養素として摂り入れないと、われわれは健康を保てないのである。

たとえ、百二十九種類のビタミン、ミネラルを摂取しても、一種類だけ不足すると、種々の病気を惹起してくる。

たとえば、以下のとおりである。

（ビタミン）

A欠乏：鳥目、乾燥肌、肺ガン、膀胱ガン

B_1欠乏：脚気
B_2欠乏：口内炎
C欠乏：出血、感染、骨歯の脆弱化
D欠乏：くる病
E欠乏：不妊症、老化、動脈硬化、ガン
（ミネラル）
鉄欠乏：貧血、白血球の機能低下
亜鉛欠乏：精力低下、味覚・嗅覚障害、皮膚病
マグネシウム欠乏：ガン、精神病
マンガン欠乏：糖尿病
カルシウム欠乏：骨歯の脆弱化、不眠、動悸
ナトリウム欠乏：血圧低下、食欲不振
カリウム欠乏：筋力低下
コバルト欠乏：悪性貧血

ケイ素欠乏：爪、髪の成長不良

欧米化された現代人の食生活は、食物が精白されているためにビタミン、ミネラルの総合的欠乏症を招いていることは先に見たとおりである。そのうえ農薬、化学肥料の使用により、土の中のミネラル分が化学反応を起こして消失し、本来は含まれているべき植物のミネラルが十分に含まれていない。そういう食物を摂っているわれわれ現代人は、ビタミン、ミネラル不足により、種々の病気の下地を作っているという側面がある。

また、先に述べたように、肉類、無精卵、殺菌牛乳などの部分食、非生命食は全体食、生命食ではないのでビタミンやミネラルが不足している。

こうした、現代人の食の欠点を補う食事療法が、人参ジュース断食法ということができる。

筆者も、ベンナー病院から帰ってきてからずっと、四半世紀近くも、毎朝、人参とリンゴで作った人参ジュースをコップ二杯愛飲しているおかげで、五十三歳の今日、何一つ病気はないし、三百六十五日、休みなく働いても、疲れ知らずの健康体を保っている。

人参ジュースはいつ飲んでもよいが、われわれ日本人の生活のリズムからすると、朝飲むのがいちばん都合がよいようだ。

「水断食」と「人参ジュース断食」

ロシアのモスクワの精神科医・ニコライエフ博士は、一九三二年、モスクワ第一医科大を卒業され、精神病学を専攻された。ニコライエフ博士は、精神分裂病などが悪化する場合、患者が頑強に食を拒絶するのを見て、「食べないことは病気を治す反応である」と考えた。

患者に水のみを与えて様子を見た。すると、無理に鼻腔(びこう)から栄養を与えた患者と比べて病気の治癒率がよいことを発見し、以後、精神病患者にたびたび、断食療法を施すようになった。

その結果、精神病患者が併せ持っているリウマチ、胃潰瘍、肝炎などの身体疾患も同時に治ることがわかり、以来、今日まで断食療法を続けられている。筆者も一九八八年から一九九一年までの間に三回ロシアに渡り、ニコライエフ博士の研究室で講義をお聴きし、付属病院で断食中の患者さんたちの治療の実態を観察してきた。

ただ、水断食の場合は、ときとして、低血糖症状や低血圧による脳貧血、動悸・頻脈などを起こすこともあり、断食後、普通食に戻すまでの期間も長く要するので、その欠点を補うべく筆者が考え出したのが、人参ジュースの断食療法である。

朝、昼、夕の三回、一回にコップ三杯ずつ人参ジュースを飲んでもらい、途中、午前十時と午後三時に、生姜湯と味噌汁を摂って体を温め、塩分を補ってもらうという、「断食」というより、ダイエットに近い方法で行うと、空腹感がないうえに、いつもと同じように体を動かすこともできる。それに、水断食と同様の効能にもあずかれることもわかった。

先にも述べたように、筆者が経営している人参ジュース断食の保養所には、元首相、大臣、国会議員、財界人、主婦、学生に至るまで、また最近はお医者さんたちまでやって来られる。

断食中は、近くのゴルフ場でゴルフをされたり、海山へ遊びに出かけられたり、温泉やサウナに入ったりしながら、体の老廃物、余分な水、脂肪を出してスマートになられ、体調をよくして帰っていかれる。

断食療法によって得られるもの

こうした断食療法の効能として、次のようなことが考えられる。

1、心身の完全休養

胃腸に食物が入っているときは、それを消化するために、心臓は胃腸の壁に血液を大量に送り、胃腸を動かさねばならない。したがって、食べるということは、胃腸のみならず心臓の負担にもなるし、消化のためには酸素も吸い込まなければならないので、肺の負担にもなる。

また、食べることで生ずる老廃物の排泄・解毒に、肝臓や腎臓などの解毒臓器はフル回転させられるので、肝臓、腎臓にも負担を強いる。こうした臓器への命令を下している脳も疲労する。食べるということは、体内の全臓器に負担をかけることを意味するのだ。

したがって断食することは、胃腸をはじめ、体内の全臓器の負担を軽くして、活性を取り戻させ、その結果、心身を若返らせる効果がある。

養鶏の専門家の話では、卵を産まなくなった老鶏を断食させると、すべての毛が抜け落ちて、一度裸になった後に新しい毛が生え、また卵を産み出すようになるという。つまり、若返るのである。これを強制換羽（かんう）というそうだ。

人間も断食すると、しみ・そばかすが薄くなり、肌に艶が戻り、目に輝きが増して若返ってくる。

2、老廃物を燃やし、どんどん排泄する

断食とは、いわば人為的に「食欲不振」の状態を作ることであるが、断食中は体温も上昇してくる。

前章で、すべての病気が「発熱」「食欲不振」を伴い、それは、とりもなおさず治癒反応であるということについて述べたが、断食中は、この二つの治癒反応の恩恵に

あずかれるわけだ。食べたものを、消化し、体内で利用・燃焼するというたいへん労力のいる方法で発熱するより、何も食べないで体内の余剰物、老廃物を燃やして発熱するほうが、より簡単でスムーズにできるということだろう。

小鳥や鶏が抱卵するとき、体熱で卵を孵化（ふか）させているのにもかかわらず、餌を食べないということは、食べないほうが恒常的に高い体温の維持ができる、ということを表わしている。

断食中は吐く息が臭くなることや、舌に黄から褐色の苔（舌苔＝体内の老廃物）が生えてくることはすでに述べたが、そのほか、濃い尿が出る、濃い痰が出る、黒い便（宿便）や発疹（断食疹）が出る、下物（おりもの）が出る……というぐあいに、体内の老廃物・余剰物の排泄が激しくなる。これは、血液の汚れが、肺、口、腎臓、大腸、皮膚、膣などを通して、どんどん排泄されている状態である。

口からは、新鮮なビタミン・ミネラルをいっぱい含んだ水分（人参ジュース）と生姜湯・味噌汁くらいしか取り入れないのに、これだけ汚ない老廃物が排泄されるのだから、日ごろ、いかに体内、血液内が汚れているかを悟ることができる。それこそ、

「吸収は排泄を阻害する」の反対の状態、「吸収させないと排泄が促進される」のである。

3、白血球の機能を促進する

白血球は、外来の病原菌を食べることのほかにも、体内の老廃物や余剰物を貪食処理している。

一個の好中球（白血球）が、病原菌十四個くらいを食べるのがふつうであるが、アイスクリームやパイをたくさん食べて高血糖になった後の好中球の病原菌の貪食力は半減する。つまり、好中球も血液中の糖分をたくさん食べて満腹になり、病原菌を食べたくなくなるのだろう。

最近のネコが、おいしいキャットフードを食べて、ネズミを食べなくなったのと同じだ。

したがって、糖尿病（高血糖）の人の白血球の貪食・殺菌力は低下し、種々の感染症やガンなどになりやすいわけだ。

その反対に、断食中は、白血球も空腹になるのだろう。貪食・殺菌力や免疫力が促進され、種々の病気を治す原動力が高まる。

4、生命必須臓器による老廃物の利用

人参ジュース断食中でも、心臓、肺、腎臓、脳など、生命維持のために必須の臓器は、活動しているのだから、糖、タンパク質、脂肪、ビタミン、ミネラル、水分などの栄養素が入ってこないと、これらの臓器は直ちに死滅する。水断食の場合、水しか入ってこないので、相当に辛いものがあるようだが、人参ジュース断食の場合、水分、ビタミン、ミネラル、糖が供給されるので、かなり楽である。

ただし、タンパク質、脂肪がほとんど入ってこないので、これらの生命必須臓器は、体内で不要になったものから、こうした栄養素を取り入れようとする。つまり、もともと生まれたときにはなかったガン細胞（タンパク質）、潰瘍性大腸炎やリウマチ性関節炎などの炎症細胞（タンパク質）、動脈硬化や脂肪肝を起こしている脂肪、糖尿病の原因物質の糖などを利用して、生命必須臓器は生き永らえるのである。

ということは、こうした病気が、正常細胞に食われるということになる。これを自己融解（autolysis）という。

先にも述べたように、人間に限らず動物の体は、飢餓には慣れているもので、それに対してどういう対処の方法でも心得ている。しかし、ろくに運動もせずに、朝・昼・晩と、ただ時間が来たからといって胃袋に食べ物を放り込み、その結果起きる飽食には、対処する体の知恵が未だ備わっていない。人類三百万年の歴史のうち九九・九パーセントの期間は飢餓状態で過ごしてきたからである。

飽食の結果できた腫瘍（ガン）、炎症、代謝障害病（脂肪肝、痛風、糖尿病など）などは、食をストップさせると、動物に本来備わっている能力が働き、不要なものを利用するという形で処理されていくのである。

このように、断食すると、血液の汚れが一掃され、白血球の力が増して、血がサラサラになり、万病の予防や治療の原動力になるのである。

ただし、断食を指導している施設や、断食に造詣の深い医師の指導の下で断食を行うのはよいが素人の生兵法（なまびょうほう）で行うと、断食中の低血糖症状（動悸・頻脈、震え、失神）や低血圧、脳貧血など予期せぬ症状が出ることもある。また、重湯、お粥、正食と数日にかけて普通食に戻していくときに食べすぎると、腹痛、腹満、下痢、ひどいときには腸閉塞を起こして、かえって体調を崩すことがあるのだ。一人では絶対に行わないでほしい。

一人でできる「朝だけの人参ジュース断食法」

断食ほどの効果はないとしても、かなりの効果を期待できるのが、朝だけの人参ジュース療法である。

朝食は英語で breakfast であるが、これは fast（断食）を break（やめる）して食べる食事という意味だ。ふつうは前日の夕食後から朝まで食べない（断食する）ので、こう命名されているのである。

朝は、目やにや鼻くそがいっぱい出てくるし、吐く息も臭い、尿も濃い……というぐあいに、断食中とほぼ同じ徴候がある。夜間、断食していたからである。したがって、朝は食欲がないのは当たり前で、食べたくないのに、無理して食べることは、断食後の一食目に重湯ではなく、普通食をいきなり摂ることと同じである。胃腸、延いては体全体の生理に負担を強いて、体調を悪くすること必定だ。

朝食必要論を強弁する科学者の論理は、朝、脳をはじめとする全臓器が十分に目覚めていないときに、全臓器の司令塔である脳を働かせるためには、脳にとっていちばんの栄養素の糖分を補う必要があるというものだ。それなら、人参・リンゴで作った人参ジュースは、未だ目覚めていない胃腸に負担をかけずに血液に糖分を送り込むことができるし、大小便の排泄を促す作用があるから、朝は、人参ジュースのみにするとたいへんによいということになる。

親しくしているある国会議員（身長百七十八センチ、体重八十キロ）が、あと十キロ痩せたいとおっしゃったので、

「国会議員の先生方は、夜は宴食が多いでしょうから、朝は人参ジュースをコップ二～三杯（必要ならプラス、生姜紅茶一杯）だけにして、昼は、軽くそばかうどんですまされると、夜の宴食のときは、酒も食事も思う存分摂られても、一日のトータルでは、腹八分になるでしょう。それに何といっても、前回の夕食から、次の日の昼食ま

で、約十八時間は人参ジュース断食をしているのと同じですから、きっと痩せられますよ」

と申したところ、忠実に実行され、一年で十キロ体重を減らされた。血液検査の異常値（高脂血、高血糖、高尿酸など）もすべて正常化した。

このように、朝食を摂りたくない人はもちろん、食べたくても、過食や肥満からくる高栄養病を患っている方は、朝だけの人参ジュース断食を試みられるとよい。

人間は百二十歳まで生きられる

まだソ連が怖い国というイメージがあった一九七〇年代から八〇年代の後半までの間に、ソ連邦の一共和国であったグルジア共和国に、五度長寿の研究に出かけた。

グルジア、アゼルバイジャン共和国、アルメニア共和国など、黒海とカスピ海にはさまれた地域はコーカサス地方と呼ばれ、百歳以上の長寿者が異常にも思われるほど多くいるからだった。

もともと地中海民族だったこの地方の人々は、長身、色白で、彫りの深い白色人種で、ロシアのスラブ民族とは全然違う。

農業や牧畜を産業とし、百歳を過ぎても仕事を続けている長寿者がほとんどだ。四千メートル級のコーカサス山脈中腹に点在する長寿村の人々は、きれいな空気を吸い、山脈から流れてくる自然の水を飲み、新鮮な野菜とリンゴ、サクランボ、ブドウといったコーカサス原産の果物、チーズ、ヨーグルトなどの乳製品をふんだんに食べていた。肉は一回ボイルして脂を抜いたものを調理して食べ、甘味はハチミツを、塩は岩塩を使う、というように、伝統的に健康食を摂り、そのうえよく労働する彼らには、確かに長寿者が多かった。

大きな石造りの家に四、五世代が同居し、長老・年配者が大事にされるという大家族制の美風が残っていた。

同地の長寿学研究所のダラキシリビ教授と懇意にしていただき、種々の教えを受けたが、あるとき、何かの会話の途中で教授が、「長寿者は百二十歳になると血液型がなくなる」とポロリと申されたことがある。びっくりして、聞き返すと「百二十歳になると、すべての人がO型の血液型になる」と言う。

三百万年前に発生した人類の血液型は、もともとO型だったとされる。それが、先にも述べたように、アジアに移住したわれわれの祖先は、農耕を営み、協調性が必要なのでA型の人が多くなった。北方に移動した狩猟民族の西欧人は、個人主義的傾向が強いB型の人が多くなったとされる。したがって、ダラキシリビ教授は、人間の限界寿命は、すべての人が人間のもともとの血液型であるO型に還る百二十歳前後だろうと言われたのだ。

フランスの学者・フランソワは、動物の寿命は、その動物が成長に要する期間の五〜六倍とする説を発表しているが、人間の場合、成長に二十〜二十五年かかるから、百〜百五十歳が限界寿命ということになる。

スコッチウイスキーの銘柄にもなり、ラベルに顔が描かれているお馴染みのオールド・パーは、百五十二歳まで菜食で長生きしたが、その長寿を祝うために英国の宮廷に招かれ、山海の幸を食べすぎて腸捻転（ねんてん）を起こし、死亡したとされている。当時の有名な解剖学者・ウィリアム・ハーヴェイがパー翁の解剖をし、全臓器が驚くほど若かったと記しているので、あながち嘘でもなさそうだ。

胎児の肺の細胞を取り出し、実験室で分裂の速度を早めると、五十回で分裂はストップする。ふつうは、一回の分裂に二・五年かかるので、まともに分裂すると、二・五年×五〇＝百二十五年となる。この計算からも、人間の限界寿命は、百二十歳前後という推測がなされている。

にもかかわらず、食べすぎ、運動不足、ストレス、喫煙、環境汚染……などの種々のマイナスの要因で、血液を汚し、少しずつ寿命を減少させ、現在の平均寿命の八十歳前後に落ち着いているのだといってよいだろう。

したがって、血液の汚れを取り、きれいな血液にすれば、百二十歳まで生きることは夢ではないのだ。

第6章

血をきれいにする「食べる東洋医学」

医学の基本は医食同源

中国では古代から「本草学」というものが盛んだった。「本草」とは、薬となる草木や玉石のことで、それらの薬物についての知識をまとめたものを「本草書」と呼んだ。こうして代々、受け継がれ、蓄積されてきた「本草書」を、明代末（十六世紀末）になって李時珍という医師が集大成したものが『本草綱目』である。

これは五十二巻付図二巻にのぼる薬物書で、いわば中国四千年の健康の知恵の結晶である。しかも、けっして単なる百科事典に留まらず、臨床体験に裏付けされた薬物書であるから、当然、漢方医学は、この膨大な文献に頼るところ大である。

この『本草綱目』はわが国にも多大の影響を与え、日本でも独自の「本草学」が生まれた。江戸の元禄時代には、人見必大・元浩という医家の父子が、国産食物に重点を置いた日本版『本草綱目』を著した。これが、十二巻十冊本として一六九七年に刊行された『本朝食鑑』である。この『本朝食鑑』は、庶民の食卓に並ぶ食材の薬効のみならず料理法などにも言及した好著で、現在でも教えられるところが少なくない。

こうした東洋の「本草学」の根底には、万物を陰と陽に大別し、したがって人間も陰性体質と陽性体質の二つに大きく分けて考える思想がある。それぞれの体質に応じた食用・薬用を考えているのである。

さらに、食品が表わしている色彩によって、赤、黒、橙などの暖色系の色彩をした食品を陽性食品と考え、白、緑、青などの寒色系の色彩をした食品を陰性食品と考える思想もある。

また、これまでたびたび見てきたように、東洋には「相似の理論」というおもしろい考え方もある。海水の塩分バランスと人間の体内の塩分バランス、あるいは妊婦の羊水の塩分バランスが酷似しているということに注目し、この世の万物はお互いによく似ているのだから、そうした「相似」を宇宙の根本原理と考える思想である。

目をヨーロッパに転じても、紀元前からハーブ（薬草）の研究が盛んだったし、ハーバリズムというヨーロッパ版「本草学」もあった。

こうして考えてみると、薬漬け、外科手術万能の西洋医学なるものが世界を席巻（せっけん）するようになったのは、ほんの最近のことなのだ。それまでは、「医食同源」で人間は十分に幸せだったのだ。

とはいえ、われわれが口にする食材も生活環境も、昔と現代とは大きく変わった。日常的に摂取する機会の多い食物について、現代版の『本草綱目』ないし『本朝食鑑』を、以下に考えてみたい。

人参……老化を改善し、ガンを予防する

人参はセリ科の植物で、中央アジアが原産地。『本草綱目』に、「(人参は) のぼせを下げ、血を補い、胸部および胃腸の働きを促し、五臓を安んじ、食欲を増進し、益ありて損なうことなし」とある。要するに「人参は体を温め、種々の臓器の機能を高める超健康野菜」という意味である。人参の学名の Daucus carota の Daucus もギリシャ語の Daukos (温める) からきている。よって低血圧、冷え性など陰性体質の人には、恰好の健康食となる。

一九八二年六月、アメリカ科学アカデミーから「ビタミンA、C、Eをしっかり摂ればガンは予防できる」というガンの化学的予防法が提唱され、そのA、C、Eともに豊富に含んでいる野菜が人参であると発表されたことにより、人参ジュース・ブームが到来した。

老化をはじめ、ガン、脳卒中、心筋梗塞、リウマチ、肺炎などすべての病気は「活性酸素」が原因、というのがいまや医学の定説になっている。暴飲・暴食、便秘、ストレス、喫煙、運動不足、薬の飲みすぎなどの悪い生活習慣が、体内に酸化 (臓器をサビさせる) 力の強い活性酸素を発生させ、これが核酸や脂肪や酵素と結びついて遺伝子を傷つけ、過酸化脂質を産生し、体内の化学反応を乱して万病のもとになるというわけだ。この「万病の原因」の活性酸素を除去する物

質をスカベンジャーという。たとえばSOD（スーパー・オキサイド・ディスムターゼ）や、唾液中のペルオキシダーゼなどの体内の酵素のほか、ビタミンA、C、Eやお茶のカテキン、生姜のクルクミンなどである。

正確にいうと人参には、ビタミンAではなく、人体内に吸収されてビタミンAに変わるカロチンが含まれている。人体内に入るとカロチンは、約三分の一が小腸内でビタミンAに変わり、残りはカロチンとして脂肪組織や肝臓、血液中に貯蔵される。ビタミンAは摂りすぎると、肝臓障害や下痢、体重減少を起こす危険性があるが、カロチンには、この過剰病は起こらない。

七〇年代に「緑黄色野菜（人参、カボチャなど）をたくさん食べる人には、ガンや心臓病が少なく、老化するのも遅い」ことが疫学的に証明され、その後「ヘビースモーカーや大酒飲みの人の血中カロチン量は少なく、種々の病気になりやすい」とか「血液中のカロチン含有量が少ない人はガンにかかりやすい」ことも明らかにされ、実験でも「カロチンを多く摂取するとガンが縮小し、ガン細胞を殺すNK細胞の活性が増す」ことなどもわかってきた。

先にも述べたように、私がかつて留学していたスイスのベンナー病院は、人参とリンゴで作った生ジュースで、世界各国から集まってくる難病・奇病患者を治すので有名な病院であったが、当時の院長に「なぜ、そんなに人参がよいのですか」と尋ねたことがある。答えは「人参には人体が必要とするすべてのビタミンやミネラルが含まれているからだ」であった。

社会が文明化すると、食物が精白化され、われわれのビタミン、ミネラルの摂取は不足してくることも前述した。たとえば、ビタミンAが不足すると鳥目、免疫力低下、B_1が不足すると脚気、Cが不足すると壊血病、鉄が不足すると貧血、亜鉛が不足すると精力低下が起こる。ビタミンは約三十種、ミネラルは約百種類存在するが、肉食、精白食で代表される現代文明食はビタミン・ミネラル欠乏食にほかならず、あらゆる病気や不健康状態の下地を作ることになる。

人参二本、リンゴ一個をジューサー（ミキサーではない）にかけて、ベンナー病院式ジュース（約コップ二〜三杯）を作り、毎日飲まれるとよい。リンゴを加えてジュースにすることにより、本来冷え性向きの野菜の人参で作ったこの人参・リンゴジュースは、中庸の性質を帯び、陰陽の体質を問わない万人向きの健康ジュースに変身する。おいしいうえに、便秘の解消、血圧の改善、肝機能の正常化、尿酸の低下、強壮……など、思わぬ恩恵に浴せるはずである。

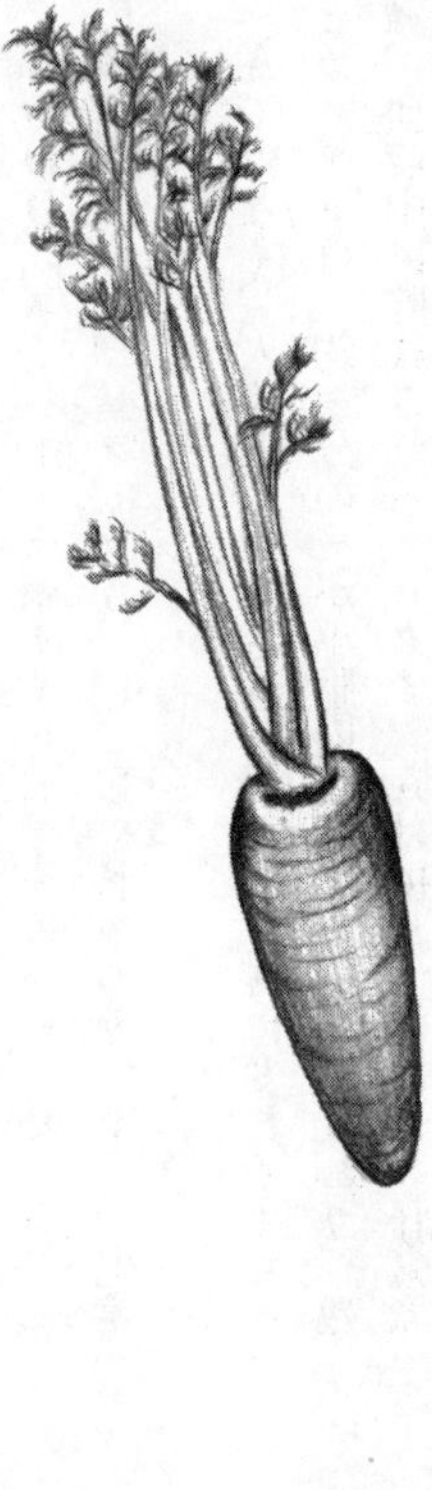

牛蒡(ごぼう)……体を温め、下半身の衰えを補う

「牛蒡五時間、人参二時間、山芋たちまち」という俗言がある。つまり、男性の精力が、こうした食物で強くなる、という意味だ。

『本朝食鑑』にも、「牛蒡は男性の強精剤……」というようなことが書いてある。

漢方には「相似の理論」というおもしろい考え方がある。「赤い鳥、小鳥、なぜ、なぜ赤い？赤い実を食べた」という歌を小学校のとき習った覚えがある。少年時代、小鳥の飼育が趣味だった筆者は、カナリアの羽を赤く鮮やかにしたいときは、ヒナのときから赤い人参汁を飲ませるとよい、ということを経験した。「牛乳を飲むと色白になる」といわれるのも、漢方では「白い食べ物は、肌を白くする」からだと考える。

このように、「宇宙の現象は、よく見ると種々の面で相似していることが多い」というのが相似の理論だ。小宇宙といわれる人間の体も、植物と対比させると、臍より下の下半身は根に当たる、と考える。俗に「三本目の足」ともいわれる男根も、たとえだんだん弱ってきても、根菜類(牛蒡、人参、山芋など)や玉葱、ジャガ芋などの地下茎の野菜を食べると強くすることができる、というのも「相似の理論」だ。科学的に見ても、牛蒡には確かに、滋養強壮作用のあるアル

ギニンが十分に含まれている。こう考えてくると、牛蒡は、「老化は足から」といわれるところの「足・腰」を強くして老化を予防してくれるといえるだろう。「相似の理論」でいえば、牛蒡は臍から下に存在する臓器である腎臓の働きもよくしてくれるということになるが、確かに牛蒡には、利尿作用を発揮して、浮腫を取ってくれるイヌリンという炭水化物が含まれている。

老化防止、足腰のむくみ・痛み・しびれ・冷え、夜間頻尿、インポテンツ、老眼などに効く八味地黄丸という漢方薬は、その名のとおり、八つの生薬より構成されているが、そのうち、山芋、地黄、沢瀉、附子、牡丹皮の五つまでが根の生薬である。これも、「相似の理論」の応用にほかならない。『本草綱目』にも「牛蒡は五臓の悪気を去り、手足の弱きを治し、中風、脚気、瘍瘡（頭にできる腫れもの）、咳、疝気（腸などの下腹部内臓の痛み）、積鬱を治す」とある。

牛蒡を食べている日本人を見て、欧米人は「日本人は木の根を食べている」と一様にびっくりするが、世界広しといえども、牛蒡を食べる国民は、いまは日本人ぐらいのものだろう。第二次大戦中、捕虜に牛蒡を食べさせたところ、東京裁判（極東国際軍事裁判）で「捕虜虐待」の罪に問われそうになったという笑えない話もある。外国人から「木の根」と表現されるくらいだから、牛蒡にはセルロースやリグニンなどの食物繊維が多量に含まれており、牛蒡を食べると腸の蠕動運動が刺激され、腸内に乳酸菌やビフィズス菌などの善玉菌が増殖して、便秘や大腸ガンの予防をしてくれる。

また、含有成分のタンニンには、消炎作用、収斂作用、解毒・発汗作用があるので、牛蒡は、潰瘍、火傷、皮膚炎（ニキビ、発疹）に効く。

牛蒡五～十グラムを刻んでコップ一杯の水で約半量まで煎じて冷まし、口内炎や歯茎の腫れには「うがい薬」として、火傷、切り傷、虫刺され、しもやけ、じんましんには「湿布薬」として用いると著効を呈する。なお、牛蒡には魚や肉の臭みを消す作用があるので、ドジョウを使った柳川鍋や、煮た牛蒡を魚や肉で巻いた八幡巻（やわたまき）などにしても食べられる。

牛蒡は色が濃く、硬くて、しかも根菜類なので、体を温め、滋養強壮作用を発揮する陽性食品の代表的なものである。だんだん体力・精力が落ちてきた殿方、もともと虚弱体質の方々は、キンピラをはじめ、牛蒡入りのスープ・味噌汁・豚汁など、牛蒡を中心とする根菜類をしっかり食べるべきである。

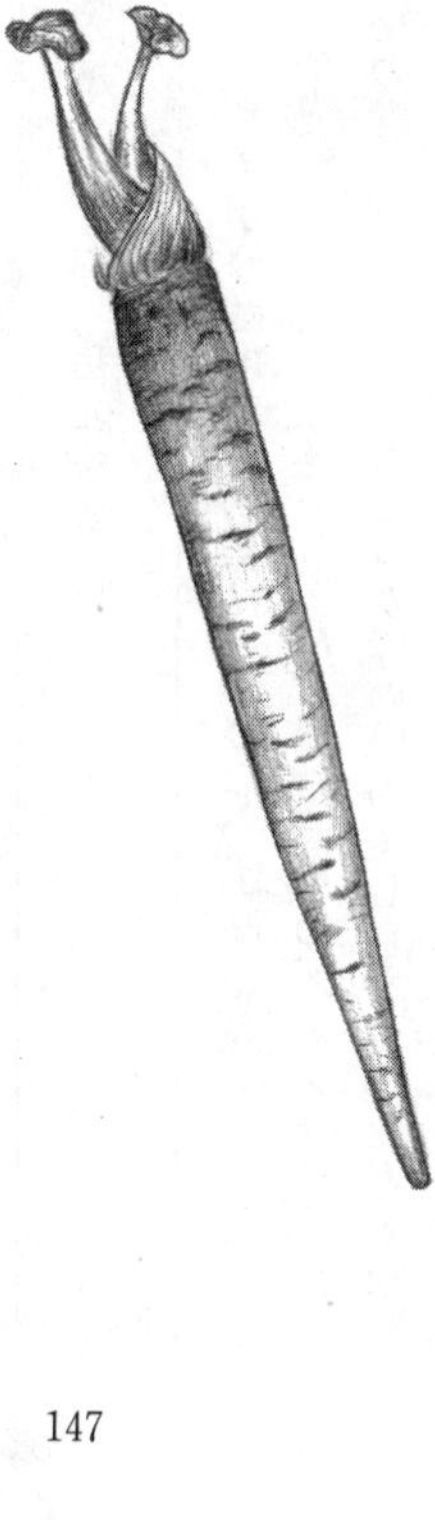

大根……食中毒、二日酔いに効き、美肌効果も

アブラナ科。コーカサスからパレスチナが原産地。日本には、インド、中国を経て、千二百年以上も前に伝播。『古事記』や『日本書紀』にも出てくる。また、春の七草のスズシロは大根のことで、スズシロは、清白（すずしろ）（涼しいの意味）で、もともとは女性の肌の美しさをいったものだ。

紀元前五世紀のギリシャの歴史家・ヘロドトスによると、古代エジプト（紀元前二七〇〇～二一五〇〇年ごろ）でとくに栄えた第四王朝期のファラオ（王）は、ピラミッドの建設に使役していた奴隷に、ニンニク、玉葱とともに、大根を「強壮剤」代わりに与えたとされている。

『本朝食鑑』に、大根は「能（よ）く穀を消し（消化しの意味）、痰癖を除き、吐血、鼻血を止め、めん類の毒を制し、魚肉の毒、酒毒、豆腐の毒を解する」とあるが、確かに大根には、ジアスターゼ（デンプン分解酵素）、グリコシダーゼ、オキシダーゼ、カタラーゼなどの酵素類やビタミンCが多量に含まれており、健胃作用を発揮し、食中毒や二日酔いをはじめ、胃炎や胃酸過多に奏効する。オキシダーゼは、焼き魚や焼き肉にできる発ガン物質のベンツピレンやトリプ－1－Pなどを分解・解毒する。

「大根役者」は「大根は生白くて、旨味がない」からきたとする説と、「大根は消化がよいので

食中毒にならない＝腹にあたらない＝興行的にあたらない」からとする説があるが、大根の食効を考えると、後者が正しいと思われる。

大根は、水分が多く、白色をしているので体を冷やす陰性食品だから、冷え性の人には好ましくない食べ物である、と漢方の陰陽論ではいわれる。しかし、大根おろしに醤油、大根サラダには醤油味ドレッシングをかけて食べるとその心配はなくなる。体を温める陽性食品である醤油と陰性の大根とが中和して間性の食品に変化し、どんな体質の人にとっても恰好の健康食品となるからだ。

『本草綱目』に「……生にて搗き汁を飲めば、消乾（のどが渇き、小便が出なくなる病気）を止む。関節を利し、顔色を良くし、人をして白浄肌細ならしむ……」とあるが、糖尿病や老人の口渇、乏尿にも奏効するし、女性にとっては美肌効果も期待できる、ということだ。

大根は、鉄とマグネシウムの含有量が多く、粘膜の病気を癒す作用があるので、風邪、気管支炎の咳止め、去痰などに効果を発揮する。痰の切れにくい咳が出るときは、約五十cc（コップ三分の一量）の大根のおろし汁にハチミツを適量混ぜて飲むとよい。シワガレ声や喉の腫れには、大根汁に生姜汁を少量混ぜて飲むとさらに効果的。鼻血には、脱脂綿に大根のおろし汁をつけて、鼻の中に塗るとよいし、火傷や打撲傷にも、おろし汁で冷湿布をするとよい。

餅が喉につかえたときには、おろし汁を口または鼻から注ぎ込んでやるとよい。

このように大根の効能は多岐にわたっており「大根どきの医者要らず」といわれるゆえんでもある。かの『徒然草』の中にも「土大根を万にいみじき薬として、朝ごとに二つずつ焼きて食ひける事……」とある。

大根を干して作った切り干し大根は、甘味が加わり、先に述べた陰陽の考え方からすれば陽性食品に変化する（太陽熱が加わり、黄色になる）。さらに煮付けることによって体を温める作用が増強し、寒い冬場の健康食となる。

「おふくろの味」「家庭の味」の中には、かならずといってよいほど、この切り干し大根が含まれているようだ。

切干や　いのちの限り　妻の恩（日野(ひの)草城(そうじょう)）

などという句も、切り干し大根と日本人との切っても切れない関係を物語っている。

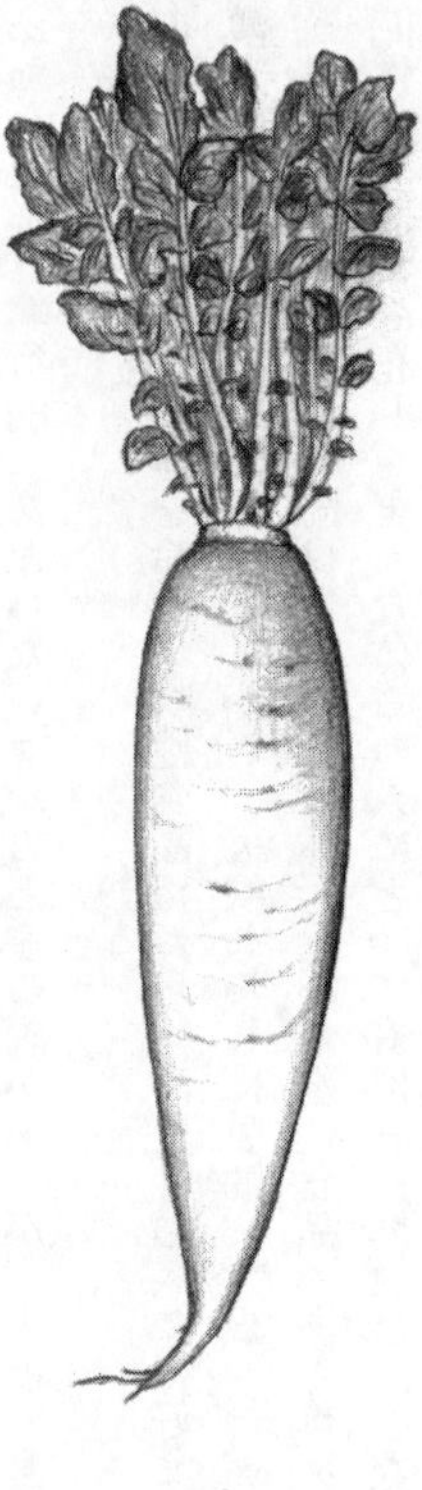

ジャガ芋……胃腸を強くし、血圧を下げる

ナス科の野菜である。南米アンデス地方が原産。インディアンが食糧としていたジャガ芋を、一五三七年、スペイン兵がアンデス山中の先住民の貯蔵庫で発見。一五〇〇年代、スペインの探検家・ピサロが自国に伝えた。その後、イタリアへ伝わったが広まらず、J・ホーキンス卿によりアイルランドに持ち込まれ、以後ドイツ、北欧に急速に広まった。寒すぎて野菜や果物の栽培がままならない北欧の人々にとっては、果菜の摂取不足からくる壊血病（ビタミンC不足）が風土病であった。そこにビタミンCを豊富に含み、寒冷地でも栽培できるジャガ芋が入ってきたのだから、それは救世主といっても過言ではなかった。いまでもドイツ、ポーランド、ロシア、スウェーデンでは、主力野菜の役割を果たしているのがジャガ芋である。

日本には一五九八年（慶長三年）、オランダ人がジャワのジャガタラから長崎の平戸（ひらど）に持ち込んだため、ジャガタラ芋→ジャガ芋となった。ただし、本格的に食用にされるようになったのは、明治に入り欧米から新品種が導入されてからである。有名な男爵芋は一九〇七年（明治四十年）、函館ドックの社長、川田竜吉（かわだりゅうきち）男爵が外遊先から持ち帰ったアイリッシュ・コブラである。ジャガ芋が馬鈴薯といわれるのは、馬がつけていた鈴にその形が似ているためである。

さて、ジャガ芋は薩摩芋と比べて甘味が少ないので、フライ、炒め物、煮物、スープ、チップスなど、どんな料理にしてもおいしく食べられる。ちなみに、ジャガ芋を加熱調理してもビタミンCが壊れにくいとされるのは、ジャガ芋のデンプンが熱で糊化（こか）して、Cを包み込んで庇護してくれるためである。

ジャガ芋はカリウムを多く含むアルカリ性食品なので、酸性食品の肉料理とよく合うし、塩分の体外への排泄を促して、降圧効果も発揮する。明治の文豪・国木田独歩（くにきだどっぽ）の小説に『牛肉と馬鈴薯』というのがあるが、栄養学的にも肉類の付け合わせに欠かせないのがジャガ芋である。肉ジャガは理に適（かな）った総菜なのだ。肉ジャガは軍隊で生まれたとの説もうなずける。ジャガ芋に含まれるトリプトファンは造血作用を、チロシナーゼは血行を促し、体を温め、血圧を下げる作用を、ペクチンは整腸作用を発揮する。イギリスには「一日一個のリンゴは医者を遠ざける」という諺があるが、そのリンゴに優るとも劣らない「薬効」があるからだろう、フランスではジャガ芋をpomme de terre（土のリンゴ）という。

漢方医学でもジャガ芋には健脾益気（けんぴえっき）（胃腸を強くし気力・体力を益す）、利水消腫（排尿を促し、浮腫＝むくみを取る）、和胃（わい）消炎（むかつき、下痢、胃腸炎を治す）、補腎（ほじん）（抵抗力・免疫力を益す）などの効能があるとしている。実際、抗ウイルス作用を持つプロテアーゼ阻害物質やガンを予防するクロロゲン酸などがジャガ芋から、最近、発見された。

皮ごとすりおろしたジャガ芋を布でこした汁に適量のぬるま湯を加えて、朝と夕方に湯飲み一杯ずつ飲むと胃潰瘍に効く、とする民間療法が存在するが、これは皮膚や胃腸の粘膜の浄化・再生を促すイオウ、リン、塩素などのミネラルが、ジャガ芋に豊富に含まれているからであろう。

打ち身に際して、すりおろしたジャガ芋をガーゼにのばして患部に貼ると、熱を吸収して消炎効果を発揮し、治りを早くする。

「芋兄ちゃん」など芋はその形から、無粋（ぶすい）の代表のようにいわれるが、ジャガ芋の花は、楚々（そそ）として美しい。

六月の雨後の月かげ受けながら
　かそけくゆれる馬鈴薯の花（太田禎吉）

こんな歌を思い出しながら味わう肉ジャガは、また格別ではなかろうか。

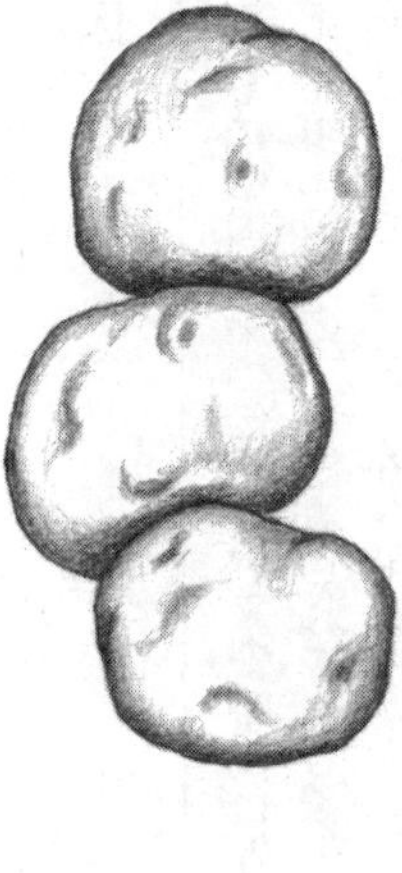

生姜……「冷え性」を改善し、万病の原因を基から断つ

生姜はインドが原産国。日本へは三世紀ごろ稲作とともに中国経由で伝わり、平安時代に貴族たちが風邪薬として重用していたことが、日本最古の医学書『医心方（いしんぼう）』に記載されている。生姜は私たちの生活に密接した存在である。消化促進、殺菌の目的で食べられる寿司（すし）の「ガリ」をはじめ、豚肉の生姜焼き、魚やレバーの生姜煮には香味として、冷や奴、湯豆腐、カツオのたたきに添える生姜おろしは薬味として用いられる。天ぷらの大根おろしの上に生姜おろしを加え、天つゆを入れると、天ぷらの消化を助けてくれる。

ひね生姜を刻んで梅酢に漬けて作られる紅生姜は、ガリと同様、食欲増進、健胃、病原菌の殺菌の働きがある。ほかにも生姜酒、生姜酢、生姜漬け、生姜茶、生姜糖、生姜味噌など、生姜の用途は多岐にわたる。七味唐辛子やカレーの成分としても、なくてはならないものだし、ジンジャーエール、ジンジャービール、ジンジャーブランデーなどの飲料には強壮作用がある。

研究社の『新英和大辞典』で、生姜＝gingerを引くと、

（名詞）①しょうが、②元気、意気、ぴりっとしたところ、気骨

とあり、There is no ginger in him.（彼には気骨がない）という例文も載っている。

（動詞）①……にしょうがで味をつける、②元気づける、活気づける、励ます、鼓舞するとあるが、これは生姜の何たるかを雄弁に物語っている。生姜の学名＝Zingiber officinale ROSC の Zingiber は、サンスクリット語の「角状の」（根の形の形容）、officinale は「薬効のある」という意味。

『本草綱目』に「（生姜は）百邪（ひゃくじゃ）（種々の病気）を防御する」とある。

われわれが使う医療用漢方の薬約百種類のうち七割には生姜が配合されており、「生姜なしでは漢方は成り立たない」といわれる所以である。

生姜の辛味成分のジンゲロール、ジンゲロン、ショーガオール、芳香成分のジンギベロール、ジンギベレンなどが、強力な薬効を発揮する。

主な作用を列記すると、

①健胃作用（食欲増進）
②抗潰瘍作用（胃液、ペプシンの分泌を減少させる）
③鎮吐作用（吐き気を鎮める）
④胃腸内殺菌作用
⑤強心作用
⑥血圧安定化作用（高血圧、低血圧を正常に）

⑦血小板凝集抑制作用（心筋梗塞、脳梗塞の予防）
⑧鎮痛、鎮静作用
⑨発汗、解熱、鎮咳、去痰作用

などである。なお、強力な強壮、強精作用を有する「セックス・ミネラル」の亜鉛も生姜には多量に含まれる。

陸上競技の王者・カール・ルイスは、「筋肉を痛めて走れなくなったとき救ってくれたのは、生姜エキスであった」と言っている。

ある健康雑誌に、私の考案したジンジャーティー（紅茶一杯に十～十五滴の生姜汁か、一つまみのおろし生姜を入れ、ハチミツを加えたもの）を一日二～三杯飲むという「痩身法」を発表したところ、それを試飲した全国の読者から、「驚くほど排尿と排便がよくなり五キロ痩せた」「リウマチが改善した」「血圧が下がった」「むくみが取れた」「冷え性が治った」……などという喜びの便りを多数いただいた。ぜひ、お試しあれ。

なお、ジンジャーティーよりさらに強力な薬効を持つのが、生姜湯である。

ひね生姜十グラム（親指大）をすりおろし、紅茶こしに入れて熱湯を注ぎ、湯飲み一杯にし、ハチミツ（または黒砂糖）を入れて作った生姜湯を一日二～三回飲むと、風邪、冷え性、痛み（関節痛、神経痛、腰痛）、胃腸病などに驚くほどの効き目がある。

レタス……体温を下げ、頭の疲れを取り、性欲を抑える

原種の葉を切ったとき白い乳液が出てきたので、レタスの学名はLactuca sativaと命名された。Lactucaは、ラテン語で「乳」の意味である。

レタスにはビタミンA、B_1、B_2、Cが多く含まれ、ミネラルとしては、カリウム、ナトリウム、カルシウム、鉄がバランスよく含まれているが、特記すべきは、脳の働きを正常に保つマグネシウム、リン、イオウが豊富に含有されている点である。よくいわれる「頭の疲れを取る」「鎮静・熟眠作用を有する」というレタスの薬効は、この三つのミネラルの為せる業であろう。したがって、ストレスの多い毎日を送っている現代人にとっては、恰好の野菜ということになる。サラダにして毎日食べるとよい。

ただ、われわれ男性にとって気にかかるのは「レタスは恋の炎を弱める」というヨーロッパの諺である。つまり、レタスには制淫作用があるというのだ。レタスは、女房にとっては亭主の「浮気封じ」の切り札ということになる。とはいえ亭主には元気でいてもらわなければ困るので、先に述べた人参ジュースに、レタスを加えて毎日飲んでもらえばよい、ということになる。

レタスとセロリはとかく混同されがちであるが、セロリには正反対の催淫作用があるので、留

意されたし。

フランスの俗言に、「男に対するセロリの効き目を知ったなら、女はセロリを探してパリからローマまで行くことを厭わないだろう」というのがあるほどだ。

したがって、精力の弱ってきた殿方には、セロリは大いなる味方になってくれる。毎日サラダにして多食するか、件の人参・リンゴにセロリを加えた生ジュースにして飲むとよいだろう。

さて、レタスに話を戻す。レタスはサラダ用の野菜として代表的なものである。効能は前述のごとく素晴らしいものがあるが、レタスに限らず葉菜類には、現代医学・栄養学が見落としている重大な欠点がある。それは、体を冷やす作用である（根菜類の逆である）。

「冷える」と風邪を引くし、「寒い」冬には血管が縮み、血圧が上がって脳血栓や心筋梗塞が起こりやすい。とくに冬には、ガン、肝臓病、腎臓病など、あらゆる病気での死亡率が高まる。なぜなら、人間（に限らず動物）は、体熱で体のあらゆる代謝を遂行し、臓器を動かして生きているのだから、基本的に、寒さは健康の大敵なのだ。平均体温の摂氏三十六・五度より五度高い四十一・五度なら命に別状はないが、逆に五度低い三十一・五度なら確実に死亡する。つまり「病い（延いては死）は『冷え』から」なのである。入浴、サウナ浴、温泉浴などで、体が温まると、心身ともに爽快になるわけだ。

いまの日本の子どもたちは、平均体温が三十六・〇度以下という例が多く、五十年前の子どもたちの体温より平均一度低いとされている。その原因を現代医学は特定していないが、漢方的観点からは、戦前、日本人がほとんど口にしなかったサラダ、牛乳、バナナ・パイナップル・レモン、コーヒーなどの南方産の野菜や果物、その加工食品、清涼飲料水、甘いものなど、体を冷やす陰性食品の摂りすぎが考えられる。

子どもに限らず、いまの大人たちの体温も下がっている。先にも述べたように、この体温低下が、体内の脂肪、糖の燃焼を妨げ、高脂血症（脳卒中・心筋梗塞）、脂肪肝、高血糖（糖尿病）をはじめ種々の生活習慣病の一因になっているのだが、このことはあまり知られていない。

したがってサラダを食べるときは、体を温める塩（できれば粗塩（あらじお））を十分に振りかけて食べるか、醤油味ドレッシングをかけるとよい。これでこそ陰（サラダ）と陽（塩、醤油）が相半ばして、健康食になるわけだ。

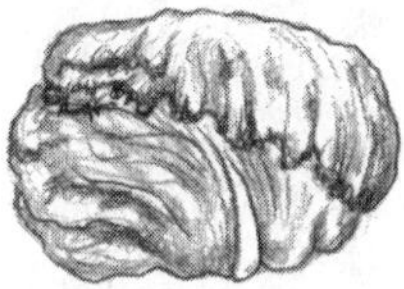

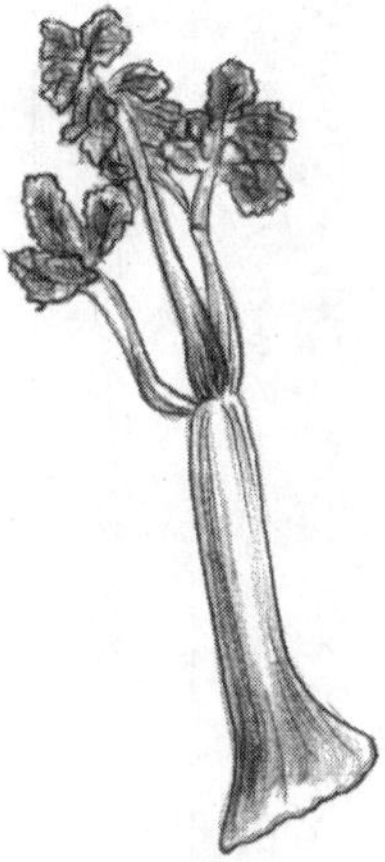

納豆……病原菌を殺し、血栓を融解し、発ガン物質の発生を抑える

納豆は、「稲のわらに包まれていた大豆が発酵」して偶然にできたもので、古く中国から伝わり、日本では最初、寺院で作られ、僧侶が種々の工夫をこらして改良し、やがて僧房の納所(なっしょ)で作られるようになったので「納豆」と呼ばれるようになったそうだ。

現在は、大豆を蒸し煮して、枯草菌の一種の納豆菌を振りかけ、摂氏四十～五十度の部屋で約二十時間発酵させて作る。その特徴ある香りは、ジアセチル、テトラメチルピラジンなどによるもので、糸引き性の粘着物はグルタミン酸ポリペプチドとフラクタンによるものだ。

納豆菌の力が強いほど「糸をよく引く」とされるが、このことは、大豆タンパク質の一〇パーセント前後がアミノ酸にまで分解され、消化がよくなっていることをも示している。「消化が悪い」という大豆の欠点を解消したということだ。

「消化のよさ」の理由をより具体的にいうと、タンパク質をアミノ酸に分解するプロテアーゼ、デンプンをブドウ糖にするアミラーゼ、脂肪を分解するリパーゼほか、カタラーゼ、ウレアーゼ、トリプシンなどの種々の消化酵素が、納豆が作られる過程で生成されるからである。したがって納豆は、お年寄りや子ども、病人にとって恰好の栄養食品となる。

納豆には強肝作用や抗脂血作用を有するビタミンB_2やB_6が大豆より多く含有され、血栓（脳梗塞・心筋梗塞などの原因）融解に役立つナットウキナーゼも含まれている。

納豆一パック（約百グラム）を食べると約一千億個の納豆菌が腸の中に入り、腸内の悪玉菌や病原菌を殺し、下痢や便秘、さらには発ガン物質の発生を抑えてくれる。

また「酒は百薬の長、納豆は百肴の王」とか「納豆をつまみにすると悪酔いしない」といわれるのは、納豆が胃の中のアルコールを吸収・解毒して胃壁を保護し、そのうえ肝臓でのアルコールの分解を促進するからとされている。

『本朝食鑑』にも、「納豆は腹中をととのえ、食をすすめ、毒を解す」とあり、現代医学や栄養学が明らかにした納豆の効能を、すでに的確に言い当てている。

昔から、オクラ、山芋などや、ドジョウ、ナマコなどのネバネバ・ヌルヌルした食品は滋養強壮作用があるとされるが、そのネバネバ・ヌルヌルの主成分はムチン（タンパクの一種）や多糖類である。

納豆も例外ではない。納豆を食せば、夫婦を「納豆のような仲」、オシドリ夫婦にしてくれる。なぜなら、ムチンのほか、男性の精子の成分の一つであるアルギニンが納豆に含まれており、それが納豆の強壮・強精作用の一翼を担っているからだ。

陰陽論的にいうと、納豆は外観が薄黄色の大豆が熱を加えられて茶色に変色、つまり、色が濃くなった食品だから、体を温める陽性食品に変化したことを意味している。

昔から、温かい関西地方ではさほど納豆は好まれず、より気温の低い関東以北で好んで食べられるのは、そのせいであろう。

「腹くだしには納豆汁」といって、とくに東北地方などで下痢（漢方でいう、冷え＝陰性の病気）をしているときに納豆汁（よくすってペースト状にした納豆を、味噌汁ができ上がる寸前に入れる）を食べたのは、納豆と味噌が腸と体を温めて止痢作用を発揮することが経験的にわかっていたためであろう。

これまで述べてきたように、納豆には種々の栄養素が含まれているのだが、不足がちなビタミンAとCを豊富に含んでいる大根おろし、葱、青海苔、紫蘇などを薬味として、ちゃんと栄養学的にも、味的にも、塩梅（あんばい）のよいものにして納豆を食べてきたのである。

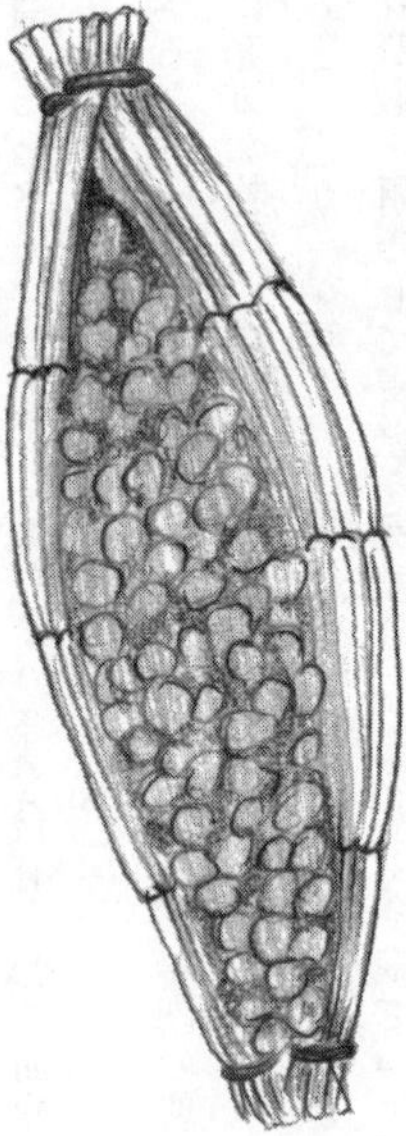

豆腐……高脂血症を予防し、脳の働きを良くする

豆腐は中国・漢の高祖の孫、淮南王劉安（紀元前一二二年没）が考案したとされる。わが国には遣唐僧らによって伝えられ、寺院の精進料理の素材として重宝がられた。

一般庶民の食べ物になるのは、江戸時代になってから。一七八二年（天明二年）には、珍しい豆腐料理の解説書『豆腐百珍』が出版され、以後、『豆腐百珍続編』『豆腐百珍余録』と次々に刊行されていることからも、当時の豆腐の人気がうかがい知れる。

豆腐は大豆を一昼夜水に浸け、摩砕してドロドロにしたものを煮て、濾過して豆乳を作り、これにニガリ（塩化マグネシウム、または硫酸カルシウム）を加えて、タンパク質と脂肪を一緒に沈殿・凝固させ、型箱で成形したものである。

なお、豆腐から作られるものとして、凍り豆腐、油揚げ、がんもどき、湯葉などがある。

凍り豆腐は、豆腐を凍結させ約三週間冷蔵したあと、解凍、脱水、乾燥させたもので、高野山の僧侶が保存食として考案したので高野豆腐ともいう。

豆腐を薄く切って水を切り、油で揚げたものが油揚げ。また、豆腐を崩し、とろろ芋、人参、昆布などと混ぜて成形し、油で揚げたものが、がんもどきである。さらに、豆腐を平たい鍋に入

れて加熱し、表面にできた皮膜を棒にかけてすくい取り、天日で乾燥したものが干し湯葉である。

豆腐は、その「軟らかさ・頼りなさ」から、「のれんに腕押し」と同様の意味で、「豆腐にかすがい」という言葉にも使われる。しかし、栄養学的には、非常に優れた植物性タンパク質と高脂血症を予防するリノール酸やリノレン酸などの不飽和脂肪酸、脳の働きをよくする大豆レシチン、カルシウム・カリウム・亜鉛・鉄などのミネラル、ビタミンB_1・B_2・Eをバランスよく含む超健康食品である。しかも、消化吸収率がほぼ百パーセントで、胃腸病の人、赤ちゃんやお年寄りには恰好の栄養補給食品となる。

昔の高僧に、精進料理だけ食べて長寿を保つ人が多かったのも、この豆腐の栄養価のおかげだったと思われる。

『本草綱目』にも、「中を寛くし、気を益し、脾胃を和し、血を清め、熱を散ずる」とある。

つまり、胃腸の働きをよくして、気力を高め、血液を浄化し、発熱を抑える作用があるという意味である。

したがって、脳卒中（脳溢血）や打撲症に豆腐の湿布（豆腐半丁を潰して小麦粉三分の一カップを加えてよくかき混ぜ、ガーゼにのばして患部に貼る）が昔から重用されてきたわけだ。

豆腐は外観が白く、軟らかい（水分が多い）ので、陰陽論的には、体を冷やす陰性食品である。

それゆえ、夏に冷や奴にして食べると旨いわけだ。

また、「冷え性」の人が豆腐を食べるときは、湯豆腐にしたり、味噌汁に入れたり、マーボ豆腐にしたりと、熱を加えて体を温める陽性食品に変化させて食べると健康によい、ということになる。

逆に、「ずんぐり、むっくり、赤ら顔の高血圧のおじさん」と表現される陽性体質の人は、冷や奴をおいしいと感じるし、体にもよいわけだ。

「豆腐と芸者は硬くては売れぬ」や、「豆腐と浮世は軟らかでなければいかず」などという格言も、日本人がいかに豆腐に親しんできたかを物語っている。

明から隠元（いんげん）豆を伝えたとされる黄檗（おうばく）宗の開祖・隠元和尚も、

「世の中は豆で四角でやはらかでまた老若に憎まれもせず」

と、豆腐のような柔軟な生き方を礼賛している。豆腐の面目躍如（やくじょ）である。

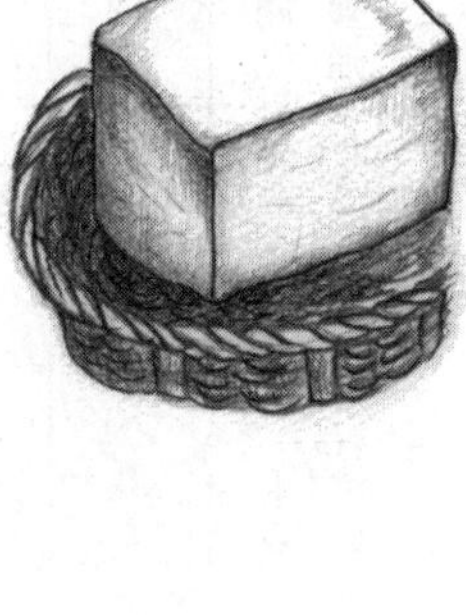

鶏卵……滋養強壮に著効、「冷え」を防ぎ、老化を改善する

鶏卵は「精がつく」食べ物として昔から重宝されてきた。以前は、病気見舞いというと、もみ殻入りの箱に鶏卵を詰めて持っていくことが多かったのも、鶏卵は滋養強壮食品と考えられていたからだ。

『本朝食鑑』にも、鶏卵は「心を鎮め、癇(かん)(引きつけ)を止め……小児の疳痢(かんり)(神経症による下痢)……にも宜(よろ)しい」とある。

いうまでもなく卵は卵白と卵黄からできていて、とくに卵白のプロテインスコア(タンパク価。一〇〇が上限で、数値が大きいほどタンパク質としての栄養価が高い)は一〇〇で、いかに優秀なアミノ酸から成るタンパク質かがわかる。蛋白質の「蛋」は「卵」と同じ意味で、「蛋白」とはすなわち「卵白」のことをいう。ちなみに、牛乳、豚肉、豆腐のタンパク価は八五、八四、六七である。

卵白のタンパク質は、オボアルブミン、コンアルブミン、オボムコイド、オボグロブリンG_1などより成るが、オボグロブリンG_1は、細菌の細胞膜を破壊して抗菌作用を発揮し、卵への細菌の侵入を阻止する働きがある。

ペニシリンの発見者・フレミングが、この物質をリゾチームと命名した。

卵を割って外に出しても案外、腐りにくいのは、このリゾチームのためである。オボムコイドには食欲を抑制し、肥満防止に役立つという研究報告もある。

一方、卵黄の成分は、約一五パーセントがタンパク質で、約三〇パーセントが脂質である。脂質のうち六割が中性脂肪で三割がリン脂質、残りがコレステロールである。リン脂質は、脳細胞や神経細胞の構成成分で、知能や記憶力の向上、老化の改善にとって不可欠な物質である。

リン脂質の一つのレシチンは、脂肪を乳化するので、マヨネーズ作りのときに役立つが、体に吸収されると、血液中のコレステロールを減少させる作用を発揮する。

鶏卵一個（約五十グラム）には、コレステロールが約三百ミリグラム含まれている高コレステロール食品なので、これまでは、高脂血症、動脈硬化、心筋梗塞、脳梗塞の人には忌避すべき食品とされてきた。しかし最近、こうした疾患に対しても卵の摂取は大して悪影響がないとする研究も散見されるようになってきた。

つまり、レシチンの抗脂血作用に加えて、卵黄の「脂」が高脂血を促す飽和脂肪酸（肉やバターの脂）約三七パーセント、逆に血中脂肪を減少させる作用のある不飽和脂肪酸（魚油や植物油）約六三パーセントから成っているので、高脂血症などに悪影響を及ぼさないというのである。

運動をしない人が、毎日、鶏卵一個を食べると、一日に約六mg／dlの血中コレステロール（正常値は百三十～二百二十mg／dl）の増加が見られたが、運動を十分にする人は、いくら卵を食べても血中コレステロールは増加しないという研究もある。したがって、一方的に卵を悪役にする必要はなさそうである。まして一日一～二個の摂取ならば問題ない。

卵の中には、タンパク質、脂肪のほか、B_1・B_2・A・Dなどのビタミンや、カルシウム、リンなどのミネラルのほか、生姜と同様、「セックス・ミネラル」として有名な亜鉛が多量に含まれていることも、卵の滋養強壮作用を生み出す原因になっていると思われる。

さらに卵は、体を温める陽性食品である。したがって、「冷え」による病気の代表である風邪には、卵酒が著効を呈するわけだ。日本酒一合を鍋で煮立て、その中に鶏卵一個を割ってよくかき混ぜたのが卵酒。体を温める日本酒と卵に、さらに熱を加えて超陽性食品にした卵酒が、英語でcold（冷え）といわれる風邪に効くのは、陰陽論からすると実に理に適っているのである。

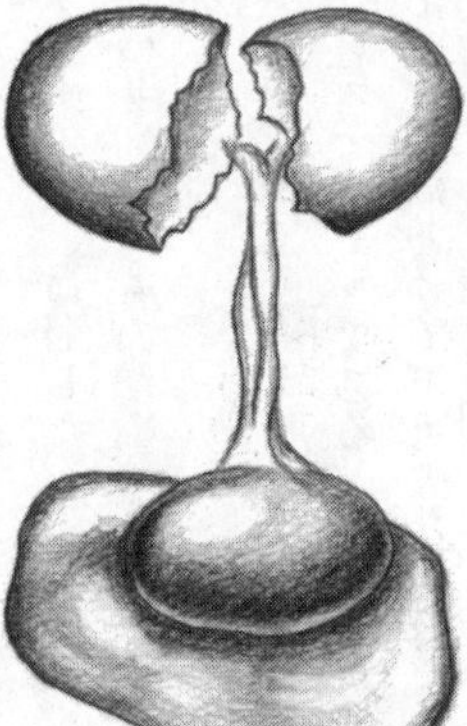

牛乳・チーズ……牛乳は体を冷やし、チーズは体を温める

牛乳一本（二百ミリリットル）には、タンパク質、脂肪ともに約六グラム含まれており、ビタミンはAのほか、B_1、B_2、Cが、ミネラルは鉄、マグネシウム、マンガン、リンをはじめカルシウムが豊富に含有されている。この栄養価ゆえ、成長期の子どもや病人には欠かせない完全栄養食品、一般人の栄養補給にも恰好の食物とされてきた。

確かに、生まれてきた牛の仔を短期間に驚くほど成長させる牛乳は高栄養食品に違いない。しかし、低栄養時代ならいざ知らず、摂取カロリー制限や体重減少が指導されるほどの飽食のの時代である現代においては疑問が残る。これまで述べてきたように、肥満、糖尿病、痛風、脂肪肝などは明らかに摂取カロリー過剰から起こる病気である。それ以外でも、脳血栓、心筋梗塞、肺ガン、大腸ガン、乳ガンなど欧米型の病気は「栄養過剰病」の一面を持つ。このような時代に、牛乳が高栄養食品だからといって、直ちに健康食品と見なしてよいものだろうか。

牛乳を飲むと、腹が張り、腹痛と腹鳴（ふくめい）を伴う下痢をする人が少なくないが、この症状は乳糖不耐症と呼ばれ、乳汁中の乳糖を消化するラクターゼという酵素が小腸内に不足していることを示している。

ヨーロッパ出身の白色人種は、このラクターゼを終生持ちつづけるが、日本人をはじめ、肉を主食にするイヌイット（エスキモー）でさえ、アジア人は成人になるとラクターゼが消失し、概して乳糖を消化できなくなる。

このことは、何万年もの間、狩猟と牧畜で暮らしてきた先祖を持つ欧米人と、農耕を生業（なりわい）としてきたアジア人の歴史の違いが、それぞれの体の中に刻印されている証拠でもある。

乳糖を大量に与えられて完全に消化できる日本人は二〇パーセントくらいしかいないとされている。こうした事実から、「牛乳を飲んでも、日本人にとっては何の栄養にもならない」と暴言を吐いた学者さえいたほどである。

牛乳の色が白いのは、牛乳のタンパク質（カゼイン）のコロイド粒子によって光が反射されるからであるが、漢方の基本である陰と陽の理論でいうと、この「白」には大きな意味がある。

たびたび述べてきたように、漢方では、色彩を陰と陽に大別し、青・白・緑の色を帯びたものは「陰」つまり「冷え」の性質を持っており、赤・黒・橙の色は「陽」つまり「温」の性質を持つと考える。そして陽は陰を求め、陰は陽と一緒になり、調和を保とうとする。こうして陰陽相半ばした状態が、「調和」「中庸」「健常」の状態である。

人間は最初、体温が高く赤血球が多い「赤ちゃん」という「陽」の状態で生まれ、年齢とともに少しずつ体熱が下がり、白髪になり、白内障を患うというように、「冷え」の色の白を呈して、

「陰」の状態の「白ちゃん」（老人）になって死ぬ。したがって、この陰と陽の理論（陰陽論）からすると、白色の牛乳は「赤ちゃん」にふさわしい食物であり、「白ちゃん」（老人）が飲むとますます体を冷やしたり、冷えの症状の一つである下痢をすると考えられる。

「牛乳では精力がつかない。それは乳児の飲み物だからだ」

という珍説（？）を唱えた栄養学者がいたが、一理あるのかもしれない。

陰性の食物も、熱や塩を加えると体を温める陽性の食物に変わる。たとえば、牛乳に熱を加えて作ったチーズは、黄色になって体を温める食物に変化したことを示している。

したがって、お年寄りや「冷え性」の人は、牛乳よりチーズがよいということになる。逆に、体熱が高く赤ら顔の陽性体質の人で、高血圧や痛風などの陽性の病いを患っている人にとっては、牛乳は体を冷やし、病気治療に有益な食物だということになる。

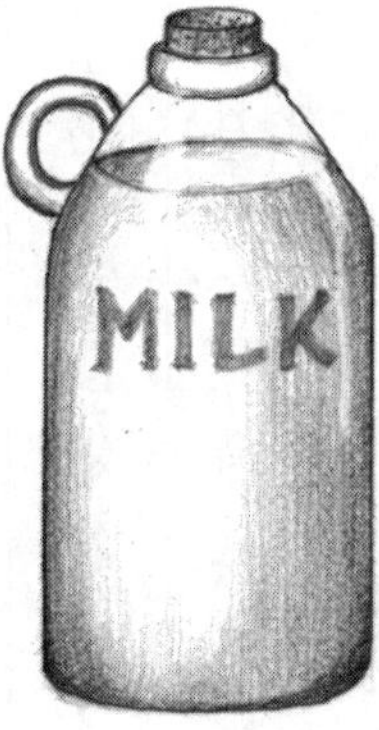

牛肉・豚肉・鶏肉……「冷え性」を改善し、鬱な気分を払う

人類はすべて、狩猟生活の時代を過ごしてきたのだから、日本人とて原始時代は、鹿や猪を主とした肉食をしていたに違いない。しかし、仏教が伝来し、殺生を嫌う教えが広まってから肉食の習慣はなくなっていった。

とはいえ肉のおいしさの誘惑には勝てず、庶民に肉食を禁じていた徳川家康公などは「薬食い」と称して、井伊家から献納された近江牛の肉の味噌漬けをよく食していたという。

「五段目を　蛇の目に包む　麹町」という川柳がある。五段目とは猪の肉のこと。蛇の目は昔の傘の紙だ。実際に麹町、あるいは平河町や両国橋あたりには「獣肉屋」があったというから、江戸や明治のころの庶民も、ときどきは肉の隠れ食いをしていたのだろう。

肉はいうまでもなく、必須アミノ酸を十分に含む良質のタンパク源である。漢方でも、肉は「胃腸の働きを補い、筋力を益し、排尿を促し、浮腫を取る」とする。

牛肉にはビタミンB_2や鉄分が多く含まれ、体を温める作用が強いので、洋の東西を問わず、病気の回復期には牛肉スープや牛肉粥（細かくたたいた牛肉に生姜汁、醤油、塩を練り混ぜ粥の中に加えて煮込む）が、体力回復の妙薬として使われる。明治時代に大流行した牛鍋屋は、家康

公にならって「薬食い」と称し、体力をつけるための薬膳料理として利用されていたようだ。

豚肉は、洋風（シチュー、ステーキなど）、中国風（酢豚など）、和風（トンカツ、豚汁など）とどんな料理にも合い、ビタミンB_1が抜群に含まれている。漢方でも「腎気補益（体力・免疫力増強）、解毒、解熱」に効ありとする。

鶏肉はクセのない味で、タンパク含有量も豊富、そのうえ廉価ときている。ささみは、タンパク質が百グラム中二十四グラム、脂肪が〇・七グラムと低脂肪食品で、ビタミンAも牛・豚肉の十倍も含まれているので、肉食による肥満を心配する向きには恰好のタンパク源だ。

漢方では、鶏肉は「肝、肺、腎を補強し、風を除き、湿を逐い、気を益し、気を温める。婦人の諸病、諸傷によい……」とされている。

沖縄県民の一日の肉類摂取量は九十グラムと、全国平均七十グラムの一・三倍も摂るので長寿者が多いと主張する学者がいる。しかし、沖縄の人々の食物は、豆腐一・九倍、シイタケ一・八倍、昆布一・五倍、野菜一・四倍と、ほかの健康食も全国平均の摂取量をかなり上回っている。

戦後、日本人の食生活は欧米化し、一九五〇年（昭和二十五年）と一九九三年（平成五年）を比べても、肉九倍、鶏卵八倍、牛乳・乳製品二十倍と激増し、逆に米〇・六倍、芋類〇・四倍と炭水化物の摂取量は減少した。その結果、ガンの種類も、胃ガン、子宮頸ガンが減少し、肺、大腸、乳・卵巣・子宮体、前立腺、膵臓などの欧米型ガンが激増した。脳卒中も脳出血が減り、脳梗塞が増えた。そのほかに、心筋梗塞、痛風、糖尿病などの欧米型の病気の激増を見た。なぜか？

先にも見たように、人間の歯の構成からいえば、穀物をすり潰すのに適した臼歯が圧倒的に多く、次に、野菜や果物を噛むのに適した門歯が多く、肉や魚を噛み切るのに適した犬歯は、わずか四本（一二・五パーセント）にすぎないにもかかわらず、欧米型の食生活では肉類を多食する。

つまり現代人の食生活は、人間に適した食生活のバランスを崩している。だから、病気になるのだと考えるのが合理的である。六千キログラムもの体重を有する象、栄養満点の牛乳を供給してくれる牛は草しか食べない。彼らが、草食用の平らな歯を持っているからだ。

したがって肉類は、家康公や明治の人のごとく、「薬食い」的にときどき食べるのが人間の体には適していて、ときどき食べれば薬のように体に効くといえそうだ。

人を幸せな気分にし、鬱な気分を解消してくれる脳内物質のセロトニン、ドーパミンは必須アミノ酸から造られるが、これは肉類に多く含まれる。その意味で、肉食の重要性を指摘する学者もいる。

漢方の陰陽論でいえば、「鬱」は「冷え」の病気である。鬱病が北欧人や北日本の人に多いのは、気温との関係があるのかもしれない。その点、肉類は体を温めてくれるので、「気持ちを明るくしてくれる」と考えられる。「冷え性」や「鬱」気味の人には、確かに肉類、とくに赤身の肉類は色彩的にも陽性食物なので有効だ。

魚の刺身……血圧を下げ、血栓症を予防し、血管の老化を防ぐ

恋しさは　如何(いか)に坐(ま)すかと
　吹く風の
　なさけ聞きたい　伊那(いな)の笹原(ささはら)（山手白人(やまのてしろひと)）

という魚の名前を並べた江戸時代の狂歌もあるくらいだから、日本人の食生活が、いかに魚と縁が深いかがわかろうというものだ（ちなみに、この狂歌の中に入っている魚の名前を、すべて挙げてみてほしい。答えは末尾）。

魚はタンパク質、脂肪、ビタミン、ミネラルの宝庫といってよいが、とくにタンパク質は、魚の全成分の一五～二〇パーセントをも占め、しかも、その優秀性を示すタンパク価（前出。卵白は一〇〇）もサンマ九六、イワシ九一、アジ八八と、牛肉八〇、豚肉九〇に比べ、優るとも劣らない。

一九七〇年代にデンマークの医学者が、グリーンランドのイヌイットの人々に、血栓症（心筋梗塞・脳梗塞など）が極端に少ないのは、魚を多食するおかげではないかと考えて調査研究し、血栓予防の有効成分のＥＰＡ（エイコサペンタエン酸）を発見した。

EPAは、血液中の総コレステロールや中性脂肪を低下させ、逆に動脈硬化を防ぐHDLコレステロールを増加させ、血小板の凝集を抑制して血管を拡張してくれる、つまり、血圧を降下させ血栓形成を阻止する作用がある。

このEPAは、アジ、サバ、イワシ、サンマなど青い背の魚にとくに多く含まれている。

先にも述べたように、「人は血管とともに老いる」といわれるくらいだから、老化を少しでも遅らせるためには、全身の細胞に栄養と酸素を豊富に含んだ血液を十分に送って、動脈硬化や血栓症を予防することがいちばんである。

『本朝食鑑』にも、「イワシは、老を養って虚弱体質を治し、ヒトを強健にし、長生きさせる」とある。

EPAの研究を端緒にして、「日本では、漁民の魚介類の消費量は農民の三倍もあり、逆に心筋梗塞による死亡者は、農民の約半分である」などという疫学調査も明らかにされ、魚介類に関する種々の研究が盛んになった。

先にも述べたように、それまで高コレステロール食品の代表とされていた魚介類のコレステロール含有量がかなり少ないことが、一九七七年（昭和五十二年）、当時の大阪大学医学部内科教授・山村雄一医学博士によって明らかにされた。従来の比色法から、より鋭敏な酵素法に測定法を変えたところ、カキ（三百八十ミリグラム→七十六ミリグラム）、アサリ（百九十二ミリグラム→七十六ミリグラム）、イカ（二百八十四ミリグラム→百八十ミリグラム）、エビ（二百四十五ミリグラム→百六十四グラム）と、コレステロール含有量が案外少ないことが判明したのである。その後、魚介類には、タウリン（アミノ酸の一種）が含まれており、血中のコレステロール低下、肝臓の解毒機能の強化、アルコールの分解・解毒、強心作用、血圧低下、胆石融解、視力・精力の増強、糖尿病の予防などの作用があることもわかった。

魚介類、大いに食べるべし、である。

さて、魚介類を生で食べる民族は、最近まで日本人くらいであった。魚介類は、加熱・調理すると水溶性タンパク、脂肪、ビタミンが少なからず喪失するし、消化の面でも生（刺身）がずっとよい。ただし、刺身や寿司など、魚介類の生食には食中毒という危険がつきまとう。その予防をしてくれるのが、ツマである。生姜のジンゲロン、ワサビのカラシ配糖体、紫蘇のペリラアルデヒド、大根のジアスターゼは大腸菌、ブドウ球菌、チフス菌などに対して抗菌作用を発揮する。ツマを飾りと思わず、刺身と一緒に食べるとよい。

陰陽論では、動物性食品である魚は、刺身で食べても体を温める陽性食品である。しかし、冷え性（低血圧、貧血、下痢）の人には、白身より補温効果の高い赤身の魚がなおよい。

（冒頭の答え。コイ、サバ、イカ、カニ、マス、カド〈ニシン。ニシンはアイヌ語を起源とする。江戸時代はカドが通称だった〉、フグ、サケ、タイ、イナ〈ボラの子〉、サワラの十一種類）

寿司……ネタは体を温め、酢は冷やし、飯は中庸を行く

寿司は日本独特の食事かと思っていたが、そうでもないようだ。もともとは、魚の保存法として考案されたらしい。

寿司は「鮨（すし）」とも「鮓（すし）」とも書くが、「鮨」は「魚を旨く食べる方法」という意味が込められているのに対し、「鮓」は「魚と米と塩で醸（かも）し出された漬物」という意味。これが寿司の起源をよく表わしている。

もともとは、魚の腐敗を防ぐために「魚肉に塩をまぶして、米のご飯と一緒にして容器に漬け込む」という保存法が寿司の起源だという（主にインドシナ半島など熱帯アジア地方で行われていた）。こうすると、米に含まれるデンプンが細菌によって乳酸に変えられ、乳酸が魚の腐るのを防ぐ、というわけだ。この本来の寿司作りの原型を比較的よくとどめているのが、京都風のサバ寿司である。つまり、魚を「熟（な）れる」まで漬け込むので「なれ寿司」といわれるのである。

かの蕪村（ぶそん）は、寿司好きで有名であったが、蕪村の句にも、

「鮓つけて　誰待つとしも　なき身哉（かな）」

「寂寞（せきばく）と　昼間を鮓の　なれ加減」

とあるように、蕪村も「なれ寿司」を作っていたことがわかる。

寿司には、酢、塩で味をつけたご飯に、魚や野菜を混ぜた散らし寿司や、酢を混ぜたご飯を握って、その上に魚介類の具を載せた握り寿司がある。

寿司を漢方の陰陽論でいうと、まことに「よい塩梅」な食べ物だということになる。「塩梅」とは、「塩と梅酢」（昔、酢は梅酒から造っていた）を指すが、中国・宋の時代の言葉に、「塩多ければ鹹（かん）、梅多ければ酸、両者半ばすれば塩梅なり」（塩が多すぎればしょっぱいし、梅酢が多すぎれば酸っぱい、両者がほどほどに混じればよい味になる）とある。

体を温める陽性食品としては、肉、魚介類、チーズ、塩、味噌、醬油などが代表的であり、逆に冷やす陰性食品は、水、生野菜、牛乳、酢、果物、甘いものなどである。陽性食品の摂取過剰は、高血圧、脳卒中、痛風など、栄養過剰・熱過剰の陽性病になるし、逆に陰性食品を摂りすぎれば、下痢（または便秘）、アレルギー、むくみ、痛み、風邪、鬱病、冷え症などの陰性の病気になりやすくなる。

体熱過剰でも冷えすぎでもない「中庸」の状態が、「よい塩梅」＝「よい加減」＝「健康」ということになる。

そういう意味で寿司は、陽性食品の魚介類、塩、醬油と、陰性食品の酢、陽性でも陰性でもない間性食品のご飯から作られており、まさに、「よい塩梅」の健康食なのである。

先の「刺身」の項で述べたが、魚には、血中のコレステロールや中性脂肪を下げ、血小板の凝集を抑制して、高血圧や血栓症（脳梗塞や心筋梗塞）を防止するＥＰＡ（エイコサペンタエン酸）が含まれ、また貝類には、高脂血症を改善し、肝臓や心臓の働きを強化し、胆石を溶かすなど種々の有益な作用を有するタウリンが含まれている。

酢は魚の臭みを取るほか、強い殺菌力を有し、疲労物質の乳酸を分解する働きも持つ。寿司につきもののワサビには抗菌作用や消化促進作用があるし、ガリ（生姜）は、消化促進、食中毒菌の殺菌、血圧正常化、去痰・解熱、発汗、利尿作用を有する万能薬である。寿司を食べすぎてもおなかを壊しにくいのは、酢、ワサビ、生姜の消化促進・整腸作用のためだ。

寿司の「寿」には「めでたい」のほかに、「長命・長寿」という意味がある。寿司は、漢方の陰陽論からしても、「長寿を司る」健康食といえるのである。

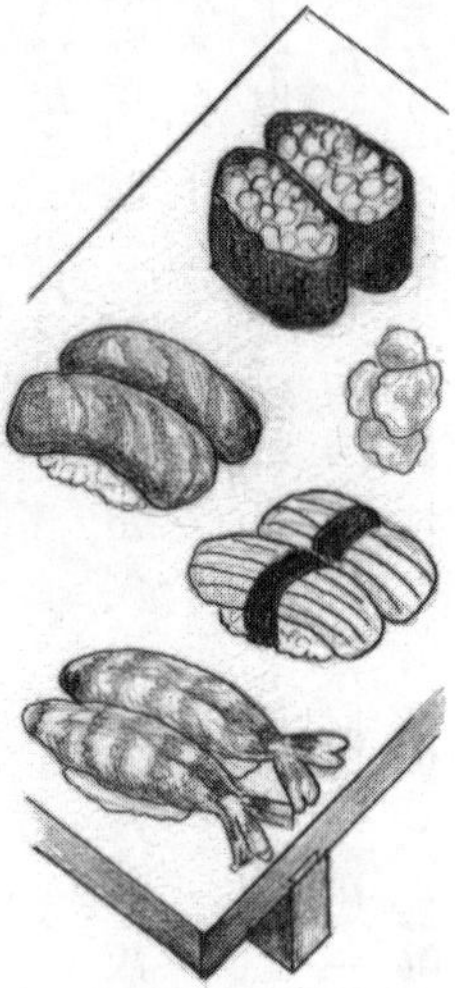

玄米・白米……玄米は「生き米」、白米は「死に米」

稲の原産地は東南アジアからインドにかけての地域で、日本にはすでに弥生時代に伝播した。稲の「い」は「息または命」で、「ね」は「根」より由来しているとされ、文字どおり「生命のもと」という意味だ。

それゆえ日本人は、正月、お祭り、神事などのおめでたい行事のときには、餅や赤飯を食べ、米の酒を供えるなど、米を大切なものとして扱ってきた。

第二次大戦後、日本がだんだん豊かになるにつれ、「米は脳出血や胃ガンのもとになる」という風説が流布され、パン食を奨励する風潮が日本を支配したことがあった。米どころの秋田県や山形県で脳出血や胃ガンの罹患率が高かったことや、パン食を礼賛する文化人が少なくなかったことが、その原動力になったようだ。

いまから思えば、米どころの東北地方の人々は豪雪のため、そのころは冬は室内に閉じこもりがちで運動不足になり、また、寒さしのぎに酒を飲みすぎたり、食事も野菜の摂取が不足する傾向にあったために、そうした疾病の罹患者率が高かったわけで、それを米のせいにするのは見当違いもはなはだしいといわなければなるまい。

米は、稲からもみ殻だけを取り去ったものが玄米で、玄米から糠を取り除き胚芽を残したものが胚芽米である。さらに、胚芽米から胚芽を取り去ると白米になる。

玄米を播けば芽が出るが、白米を播いてもやがて腐る。それゆえ、玄米は「生き米」と呼ばれ、白米は「死に米」ともいわれる。

東京大学医学部の名誉教授で文化勲章も受章された故・二木謙三医博は、「生命なき食物は生命の糧にはならず」を信条に玄米食を続けられ、九十四歳の天寿を全うされた。確かに玄米には、米の炭水化物が体内で消化・吸収されてエネルギーに変わるときに必要なビタミンB_1やB_2をはじめ、D・E・Kなどのビタミン類、カリウム・鉄・亜鉛・銅・マグネシウムなどのミネラル類、それに血中コレステロールを下げてくれるリノール酸や、腸内の余剰物や有害物（コレステロール、脂肪、糖類、ダイオキシン、発ガン物質、農薬など）を大便とともに排泄してくれる食物繊維が、白米と比して数倍も含まれている。しかも玄米食は、「動物は食べるものの生命をいただいて自分の生命を永らえる」という「食物連鎖の鉄則」にも適っているので、玄米食礼賛者は、「白米は、文字のとおり粕（かす）である」と揶揄したりもする。

しかし、玄米の表面の糖層は、酸にもアルカリにも強く、胃液でもなかなか消化されないという欠点も持っている。その点、玄米の栄養も残しつつ、白米の旨さも堪能できる胚芽米を主食にすると、栄養的にもいちばんよいのかもしれない。しかし、白米独特の淡泊な旨味は、作家の獅子文六氏をして「こんなに旨いものを主食にしたら大変である」（『食味歳時記』）といわしめたほどおいしい。「女房と米の飯には飽かぬ」といわれる所以でもあり、さらには、「米のめしと女は白いほどよい」のかもしれない。

漢方の陰陽論的にいうと、「黒めし」といわれる玄米は、体を温め、滋養を与える陽性食品であるのに対して、白米は栄養価も劣り、さほど体を温める作用もない。「ずんぐり、むっくり、赤ら顔で高血圧」いう表現がぴったりの陽性体質の人は、白米でも十分に健康になれるが、「冷え性、貧血、低血圧、下痢症、疲れやすい」など、いわゆる陰性体質の人は、胚芽米か白米に黒ゴマ塩を振りかけたり、白米で赤飯や混ぜご飯などを作り、ご飯の色が少し濃くなるような工夫をすると、体を温める陽性食品に変化する。また、白米ご飯のおかずには、明太子、塩ジャケ、漬物、味噌汁などの陽性食品を存分に利用することによって、白米の欠点を補うことができる。

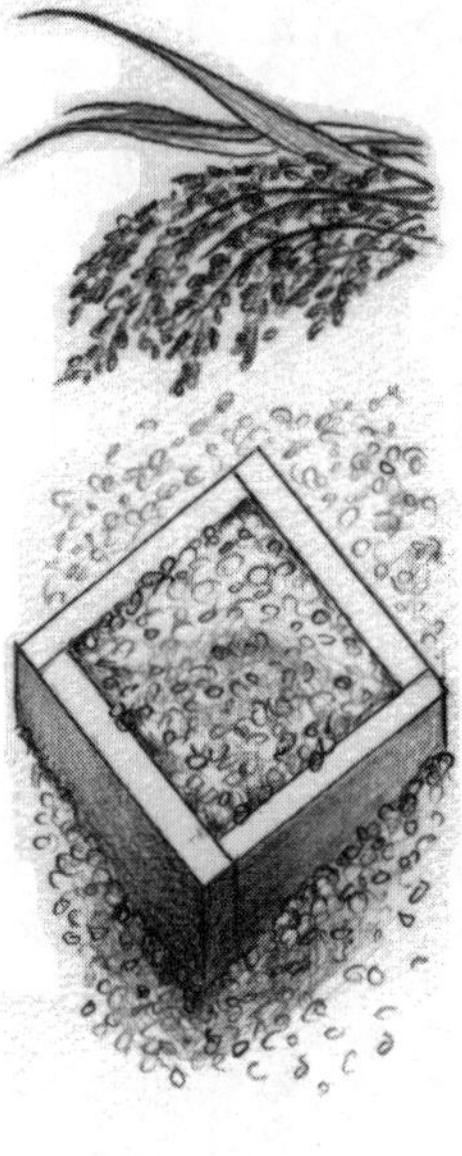

そば……血管を強化し、脳卒中を予防する

穀類はすべてイネ科の植物なのに、そばだけはタデ科の植物である。バイカル湖から中国の東北地方にかけてが原産地。

日本には奈良時代以前には伝えられていた。『続日本紀』に、「元正天皇の養老六年（七二二年）は夏のひでりがひどく、稲が枯れ大飢饉になったので、そばを植えるように命令が出された」という意味の記述がある。

「そば七十五日」といわれるように、播種後五十～七十日で収穫され、酸性の痩せた土地でも、寒冷地でも栽培可能で、育てるのにあまり労力を要しないので、そばは当時から、救荒作物として重宝がられてきた。

元来、農民の主食として、そば団子や湯で練って作るそばがきにして食べられていたが、江戸時代初期の慶長年間に、うどんやそうめんのようにヒモ状の麺にすることが考案されてから大衆に広まっていった。

このように麺にすることを「そば切り」という。

そば粉は小麦粉と異なり、麺を作るときはつなぎが必要で、つなぎには小麦粉が用いられる。

小麦粉の混入率は一〇～八〇パーセントと種々であるが、五〇パーセント前後の同割りがいちばん一般的である。

そばの特産地は、信州（長野県）、出雲（島根県東部）、盛岡（岩手県）、秩父（埼玉県山岳部）などの寒冷地が多い。

たびたび述べてきたように、漢方の陰陽論では、寒いところに産する食物には体を温める（陽性）作用があると考える。

また、外観が赤、黒、橙などの暖色系の食物は体を温めるし、逆に青、白、緑など寒色系の食物は体を冷やす作用があるとする。

「江戸っ子はそば好きで、関西人はうどん好き」といわれるのも、関東が関西より気温が低いことも一因であろう。

外国にも、ロシアの「カーシャ」（そば粥）やポーランドの「そばプディング」、フランスの「そば粉のクレープ」など、寒い国や地域にそば料理があるのも、この理屈で考えるとうなずけるのである。

そば粉は、色が黒いものほど栄養分が多いといわれるが、確かに薄い色のそばより黒いもののほうが、鉄、カルシウムなどのミネラル、B_1・B_2などのビタミンの含有量が多い。

また、そばは、八種類の必須アミノ酸を含む良質のタンパク質と、消化されやすいデンプン、それに血管を強化して脳卒中などの予防をするルチン（ビタミンP）が含まれている超健康食品である。

故・福田赳夫元首相は、「一日三食ともそばでよい」というほどのそば好きだったそうだが、それがよかったのか九十歳まで長生きされた。

『本朝食鑑』にも、そばは「気分をおだやかにし、腸を寛げ、能く腸胃の滓穢・積滞（老廃物）を錬す。また水腫・泄痢・腹痛・上気を治す」とある。

「うどんと双六は女めき、そば切りと碁は男めくもの」という言葉があるが、確かに、うどんは白くて頼りない感じがする。

うどんは、小麦粉を練って薄くのばして細長く切ったものだが、既述したように白い食品なので、漢方の陰陽論でいえば、そばのように体を温める作用はない。したがって、関東より気温が高い関西で好んで食べられるのだろう。

うどんの栄養素は、タンパク質、脂質、ミネラル、ビタミンB_1・B_2、食物繊維など、いずれもそばに比べて約半分しか含まれていないので、うどんだけではそばには勝てない。

しかし、うどんの汁は、昆布やカツオ節でだしを取って作られ、葱や油揚げや卵など、栄養の豊富な具を加えて、うどんの麺としての欠点を補完し健康食に仕上げるわけだ。

キツネうどん、タヌキうどん、月見うどんなどには、工夫と知恵が詰まっているのである。

パン……白いパンは体を冷やし、黒パンは体を温める

パンは、小麦粉などの穀物の粉を原料として、その中の糖分を酵母（イースト）によって発酵させたものを焙焼（ばいしょう）して膨らませたものだ。

ヘブライ、フェニキア、古代エジプトなどの地中海沿岸の人々は、小麦粉に水を加え、捏（こ）ねて焼いたものを主食にしていた。

あるとき、古代エジプトの主婦が、ブドウの搾り汁で穀物の粉を捏ね、うっかり放置してしまった。太陽に曝（さら）されたこの穀粉は、夜になると芳香を放っていた。これを焼いてみたところフワーッと膨らみ、味も香りも、いつものただ穀物の粉を焼いただけのものと比べて、格段によくなっていたという。これがパンのルーツである。放置している間に、空気中を飛散しているイースト菌がくっついて、太陽熱の下で発酵したわけだ。ブドウ汁（ブドウ糖）を混ぜていた偶然も、発酵を助けるのに幸いしたことになる。

パンは、焼き方によって型焼きパン（鋼製の型で焼く食パン、ワンローフなど）、天板焼きパン（鋼製の平皿で焼くクロワッサン、コッペパン、バターロールなど）、直焼きパン（窯で直接焼くフランスパン、バゲットなど）などに分けられる。

日本では、パンは明治時代に「餡なしマンジュウ」として登場した。ところが一八七二年（明治五年）、東京・新宿の木村屋が「餡パン」を考案して売り出すと、たちまちのうちに「西洋マンジュウ」として広まった。つまりパンは、日本ではご飯の代用ではなく、あくまでもお菓子だったわけだ。一方、『新約聖書』に「人はパンのみで生きるものに非ず」とあるごとく、物質的な生きる糧としては、パンがいちばん大切であると、欧米では認識されている。

英語の lord（主人）は、古英語では hlaf weard（hlaf＝パン、weard＝守るもの）で、「パン（食物）を家族や家来に与える人」から来ているし、lady（女主人）も、古英語の hlafdie（hlaf＝パン、die＝粉を捏ねる）、つまり「パン粉を捏ねる人」に由来している。パンは、欧米人にとってはまさしく主食、生きる糧であったわけだ。

パンの主原料の小麦は、稲と並ぶ人類の二大食用植物で、一万年以上も前から栽培されてきた最古の作物である。しかし米と比べると、タンパク価（前出）は低いし、精白した小麦にはビタミン、ミネラルの含有量が非常に少ない。ただし、精白前の小麦胚芽には、B_1・B_2、Eなどビタミンのほか、鉄・亜鉛・銅・マグネシウムなどのミネラル、食物繊維が存分に含まれているので、欧米では最近、ガンをはじめとする種々の病気予防のために、玄麦などの全粒麦のパン（黒パン）を食べる人が多くなった。

漢方では、小麦は「涼性」を持つとされる。つまり、体を冷やす陰性食品という意味だ。

したがって、すでに紹介した陰性食品である牛乳や生野菜と一緒にパンを食べるという現代の若者風の食事は、体の冷えに拍車をかけることになる。五十年前の子どもたちに比べ、先に述べた現代の子どもや若者たちの低体温の原因も、このあたりにあると考えられる。そして、アレルギー、いじめ、不登校などの問題も、この低体温が一因となっていると思われる。

しかし、漢方の陰陽論で「冷え性」の人に不向きとされるパンも、黒パン（玄麦パン）や熱と地下茎野菜を加えたガーリックトーストなら、体を温める食品に変わるのだ。

小麦、大棗、甘草という何の変哲もない三つの食物でできている「甘麦大棗湯」という漢方薬は、イライラ、不眠、ヒステリーの特効薬である。主成分の小麦が、頭に上ってくる熱を冷まし、気持ちを落ち着かせるからだろう。体を温める陽性食品である肉を多食する欧米人が、体を冷やすパンを食して「いい塩梅」＝中庸を保っているのは、陰陽論的に首肯できるのである。

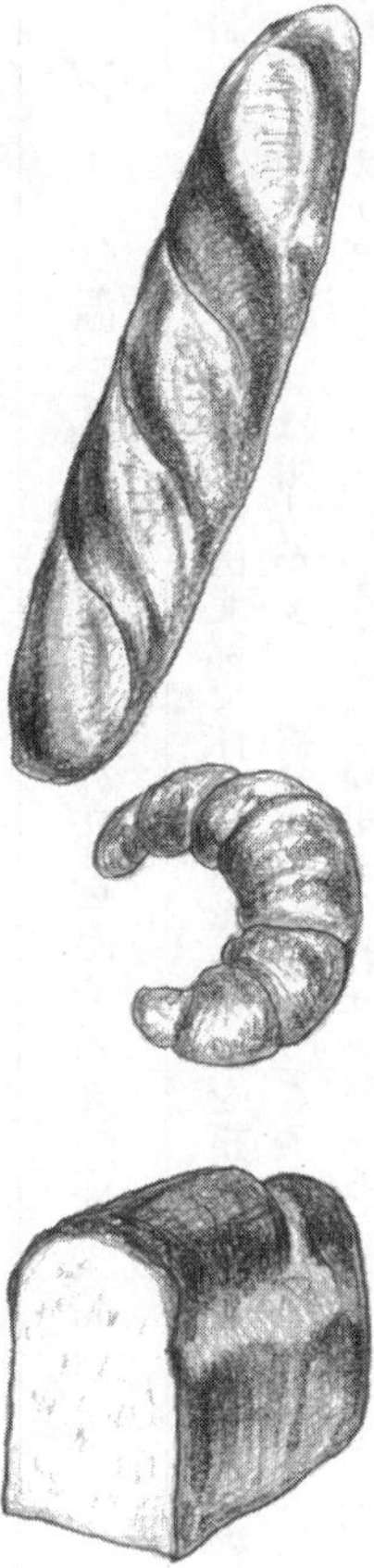

ラーメン……体温が低下した日本人の体を温める超陽性食品

ラーメンは漢語では「拉麺」と書き、中国北部で作られる麺のことを指す。中国北部は冬の寒さが厳しく、拉麺に使われるスープは脂肪が多く、醬油味で塩辛く、こってりしている。

スープ、中華麺、シナチク（メンマ）、焼き豚などの組み合わせから成る「ラーメン」は、日本独特のものである。一九〇〇年（明治三十三年）ごろ、横浜の中華街に住む中国の人たちが、日本人の舌の好みに合わせて作ったもののようだ。当時は「支那そば」と呼んでいたが、やがて「中華そば」になり、その後「ラーメン」と呼ばれるようになった。しかし、ラーメンは小麦粉から作られており、そば粉は全然含まれていないという意味では、むしろ「うどん」の一種のはずで、「そば」というのは本来おかしい。

ラーメンのスープは、豚骨や鶏骨付き肉、カツオ節、煮干し、昆布、葱、生姜などをいくつか組み合わせ、グツグツ長時間煮込んで作る。でき上がったスープは、タンパク質、脂肪、ビタミン、ミネラルが豊富に含まれており、栄養満点である。

漢方の陰陽論で見ても、骨付き肉、カツオ節、煮干し、昆布、葱、生姜の素材のすべてが体を温める陽性食品であるし、そのうえ長時間加熱して作られるスープは超陽性食品になっている。

そのスープに、さらに塩や味噌など体を温める調味料が加わり、具として、これまた陽性食品の焼き豚、ハム、人参、韮などが使われ、あまつさえ、塩漬けのタケノコから作られるメンマを入れるとなると、もうラーメンに優る陽性食品はないということになる。ましてや、丼にスープを注ぐときには、陽性食品の玉葱・長葱・生姜と鶏の脂肪から作る葱油を落とすのだから、ラーメンの体を温める効能は計り知れない。

日本人の食生活の中に入ってきてから、さほど長い歴史を持っていないラーメンが、いまでは日本人の大好物になっているのは、その栄養と旨さもさることながら、ラーメンの体を温める作用にあるのではないかと思われる。

日本人の平均体温の低下は、子どものみならず大人にも及んでいる。体温が下がると風邪を引きやすくなるし、血行も悪くなり、凝りや痛みも起こりやすい。体内の栄養素や老廃物の燃焼・排泄もスムーズに行われず、糖分、脂肪、尿酸などが貯留されやすくなり、糖尿病、高脂血症、延いては脳血栓、心筋梗塞、あるいは痛風の一因にもなることはたびたび述べてきた。

さらに、ガン細胞が熱に弱いことは医学的に証明されているのだから、ガン激増の一因も体の冷え（体温低下）にあるのかもしれないことは、第4章で述べたとおりである。

年間を通しての死亡率が、冬にいちばん高くなることから考えても、冷え＝体温低下は、万病のもとになりうるのである。体温が低下した日本人の体質の要求に応える恰好で、体を温める作用が甚大なラーメンが急激に普及してきたのかもしれない。

そう考えると、ラーメン・ブームをおもしろがってばかりもいられない。

本物には及ばないものの、ラーメンの長所をパックにした即席ラーメンは、一九五八年（昭和三十三年）、大阪でデビュー。当時は「きわもの商品」といわれ、あまり売れなかった。その後、若者の間で爆発的な人気を呼んで、急速に需要が伸び現在に至っている。

独身生活を送る若者たちにとって「究極の簡便料理」であったのも人気沸騰の一因だったろうが、若者たちの体温の低下も、即席ラーメンの普及と無縁ではあるまい。

ただし、熱湯を注ぐだけで食べられる即席ラーメンは、それだけで食事をすませてしまう危険がある。野菜や豆腐なども一緒に食べて、ビタミンやタンパク質など即席ラーメンに不足しがちな栄養を補完する必要がある。

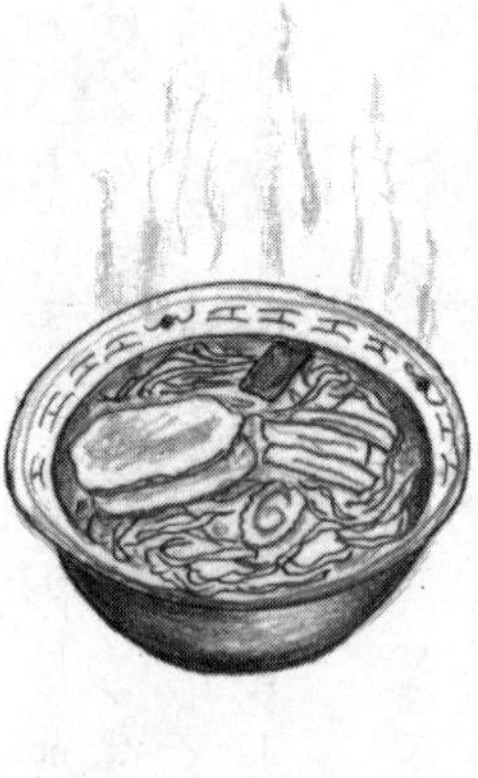

カレーライス……活性酸素を除去し、万病のもとを断つ

本場のインドカレーは、肉や魚に、生姜、唐辛子、ターメリック、胡椒、シナモンなどのスパイス（香辛料）を使った料理のことをいうが、カレーがイギリスをはじめ諸外国へ普及するに当たって、それらスパイスをミックスしたカレー粉やルーを使った料理が広まった。スパイスをいちいち混ぜる必要がなく便利だからである。

イギリスは、東インド会社を設立した十七世紀初めから二十世紀中葉まで、インドを支配したが、食習慣の面では逆に、カレーを通して、「インドに支配された」ともいわれている。なぜならカレーは、イギリスの家庭料理はおろか王室料理にもなっているのだから。

最初にインドに赴任した役人、軍人をはじめ一般のイギリス人たちは、あまりの暑さのために食欲不振、消化器障害、全身倦怠感などに悩まされた。彼らは、初めは抵抗があったものの、暑さにも負けず健康なインド人の食べるカレーを試食してみた。唐辛子、クローブ、ジンジャー（生姜）、メイス、ガーリックなど消化を促してくれるスパイスの入ったカレー料理は、すぐに彼らの食欲を回復させ、体調を整えてくれた。彼らは、本国イギリスへ帰ってからもカレーの味が忘れられず、しばしばインドから持ち帰ったスパイスでカレー料理を楽しんだ。

十九世紀になると、スパイスの調合をしないですむカレー粉の開発が始まり、ロンドンのC&B社がカレー粉を完成させ、カレーは全世界へ広まっていくことになった。このカレー粉こそ、世界初のインスタント調味料である。

カレーは、熱帯インド原産の食べ物であるゆえ、漢方の陰陽論でいえば体を冷やす陰性食品に属する。カレーを食べると胃が痛くなったり、下痢をする人もいるのはそのためでもあろう。したがって、東洋医学的に見ても、胃炎や胃潰瘍（漢方では、冷えを主因として起こる病気）には、カレーはよくないということになる。

現代医学でも、カレーは刺激性が強いから、胃の病気を持った人は避けるべきだとされている。また、現代医学では、活性酸素こそ、体内の細胞やその遺伝子、脂質を酸化させて炎症、ガン、動脈硬化など万病の原因を作る、と考えられている。そして活性酸素を発生させる要因として、過食、便秘、運動不足・過剰、イライラ、お酒の飲みすぎタバコの吸いすぎなど、悪い生活習慣が挙げられている。その活性酸素を除去する物質「スカベンジャー」としては、ビタミンA、C、Eやお茶のカテキンなどが有名であることはすでに述べたとおりである。

ところがこの「スカベンジャー」が、カレーを食べると摂取できるのだ。カレーの成分であるクローブ、ターメリック、コリアンダー、ナツメグ、オールスパイス、ジンジャー、ガーリックには、強力な抗酸化作用があることが最近わかってきたからだ。

さらにカレーには、消化促進作用のほか、整腸作用、利尿・降圧作用、発汗・解熱作用、血行促進作用、抗菌作用があることが知られている。

このようなカレーの長所を活かしつつ、体を冷やすという欠点を消滅させようという工夫などは、日本人の得意とするところである。日本人は、カレーの中に肉や魚だけでなく、人参やジャガ芋といった体を温める陽性食品を混ぜ込み、さらに、陽性と陰性の中間の間性食品であるご飯を同じ器に盛りつけ、独自のカレーライスを考案した。しかも薬味として、陽性食品でありアルカリ性食品でもあるラッキョウ、紅生姜、福神漬けを添え、酸性のカレーを中和して、より健康によい食品に変化させた。蛇足だが、福神漬けは一八八六年（明治十九年）、東京・上野の漬物屋の主人・野田清左衛門が、大根、蕪（かぶ）、ナス、ナタマメ、ウド、蓮根、シイタケの七種の材料から作ったので、七福神にあやかって、命名されたという。

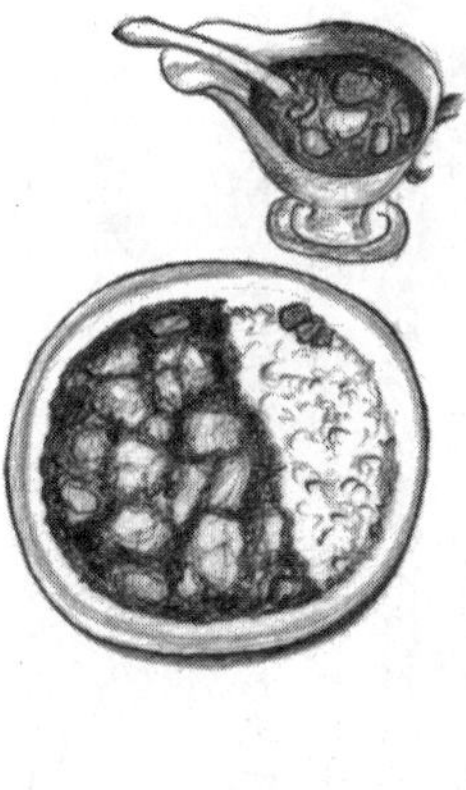

塩・味噌・醤油……気力・体力を養い、長寿の源となる

塩は、旧石器時代より存在する人類最古の調味料で、いちばん大切な生活必需品であったので、貨幣の代わりとして使われたこともあった。サラリーマンの「サラ」は、古代ローマ時代に兵士の給料を「塩（サラ）」で支払っていたことに由来している。日本でも、物々交換の市場があった土地に「塩」の字のつく地名が多いのは、塩が経済活動に深く関わっていたことを推測させる。人間の血液や妊婦の羊水中の塩分バランスと、海水のそれが酷似していることを考えても、人間にとって塩が栄養素としていかに重要であるかがわかる。

人間に限らず、すべての生命の起源は海にあるのだから、当然といえば当然だ。海は「産み」、つまり生命を生み出したところなのである。

昔、暑い坑内での労働で、炭鉱労働者があまりの発汗で塩分を急速に喪失し、痙攣を起こして死亡することがよくあった。塩分を失うことによって、食欲不振、消化不良、疲労・倦怠、悪心（おしん）、嘔吐、めまいなどの症状を来たすばかりでなく、酷くなると死にもつながるのである。

日本の味噌は、茹（ゆ）でた大豆に塩と麹菌を混ぜ合わせ、桶などに入れて重石を載せて発酵・熟成させて造る独特の発酵食品である。

味噌には、炭水化物、脂質や良質のタンパク質が含まれ、米を主食とする日本人には不足しがちなリジンやスレオニンなどの必須アミノ酸を補ってくれる。また、味噌には強い防腐力があるので、魚や肉、野菜などの味噌漬けは、冷蔵庫のない時代の貴重な保存食となった。
『本朝食鑑』に、味噌は「腹中を補い、気を益し、脾胃を調え、心腎を滋し、吐を定め、瀉を止め、四肢を強くし、鬚髪を烏くし、皮膚を潤し……病後の痩せ衰えを壮にする……酒毒及び鳥魚獣菜菌の毒を解する」とあり、まさに万能薬といってもよい。ニコチンの害も消す。血中のコレステロール低下作用もある。

日本の醤油もまた、大豆、小麦、塩、水を混合して醤油麴菌で発酵させて造る独特の調味料である。醤油には、三百種類近くの香りと味の成分が含まれていることがわかっている。その香りを利用して、食物の臭みを消す方法に「醤油洗い」がある。熱い番茶に醤油と生姜汁を少量たらして飲むと、体が温まり、胃腸病、冷え、貧血に効くのでお試しあれ。

こうした日本人の知恵の結晶ともいうべき塩・味噌・醤油であるにもかかわらず、現代医学・栄養学は、高血圧や心筋梗塞、胃ガン、腎臓病を誘発するとして敵視し、一日十グラム以下の摂取が望ましいとしている。

しかし、私が五度、調査に出向いた旧ソ連邦（現グルジア共和国）のコーカサス地方に住むセンテナリアン（百歳以上の長寿者）たちの塩分摂取量は相当なものだった。主食の黒パンやチーズは塩辛いし、食卓には塩を入れたツボを置き、野菜や果物のみならず煮物やスープにも塩を振りかけて食べる。当地の長寿学研究所のダラキシリビ教授に、「この地域の人々は、こんなに塩分を摂っているのに、なぜ健康で長寿なのか」と尋ねたところ、
「塩分は体を温め、気力・体力を増し、健康を保つうえでいちばん大切な栄養素だ。ただし、体内に溜まると確かに生活習慣病の原因となる。しかし、労働や運動で発汗して排泄すれば何ら問題はない」という答えが返ってきた。そこで長寿者たちを観察すると、彼らは百歳になっても農業・牧畜に従事している働き者揃いだ。

つまり、現代人が敵視すべきは運動不足なのであって、人間にとっていちばん大切な栄養素である塩分を敵視するのは本末転倒もはなはだしいといわなければならない。

昔、東北地方の人々が塩分をたくさん摂ったのは、寒さから体を守るためだったのである。塩分が不足すると体が冷え、体力のみならず気力をも衰えさせる。したがって、体の要求に応じて塩分をしっかり摂り、運動、入浴、サウナなどで発汗して余分な塩分を排泄するのが正しい健康法なのである。

『本朝食鑑』に、塩は「無害……毒を解し、血を涼にし、燥（乾き）を潤し、痛を定め、痒を止め……癰疔（顔にできる悪性のできもの）を治し、熱腫を散らし、疥癬を癒す」とある。

なお、塩はミネラルを存分に含む粗塩を用いるに越したことはない。

漬物……生野菜を陽性食品に変え、ビタミン・ミネラルを補強する

漬物の歴史は古い。天平年間（七二九〜七四九年）にはすでに、「ウリの塩漬け」が食べられていたというし、平安時代の『延喜式(えんぎしき)』（宮中の年中儀式や制度を細かく記した書物）には「酢漬け」「粕漬け」が出てくる。室町時代の末期ごろより、京都や大坂で「香の物屋」と称する専門の漬物屋が登場し、やがて全国へ広がっていった。

韓国のキムチ、中国のザーサイ、西洋のピクルスやザウアークラウトをはじめ、世界中に漬物は存在するが、ほとんどが酢漬けやワイン漬けなどで、漬け汁の数は限られている。

日本には、全国に六百種以上の漬物が存在し、漬け汁も、醤油、味醂(みりん)、米酢、梅酢をはじめ、日本酒、焼酎と酒類で漬けるものも多い。そのうえ、糠、味噌、麴、酒粕、芥子(からし)など、外国の漬物には皆無の固体状の漬け床に漬けるものも多い。

また、酢漬けやワイン漬けなどは、漬け込む材料が微生物の作用を受けない無発酵漬物であるのに対して、日本独特の糠漬け、麴漬けなどは、乳酸菌や酵母などの微生物の作用を受けた発酵漬物である。

たとえば、タクアン漬けで有名な糠漬けは、糠の成分が乳酸菌、酪酸菌、酵母などにより乳酸

やアルコールに変えられ、独特の風味と匂いが醸し出される。それに、発酵漬物の場合、糠などの中に存在するビタミンやミネラル、それに微生物によって新たに生成されたビタミン類が漬物の具に浸透していくので、素材よりずっと栄養価の高い食物に変身する。

大根、キュウリ、ナスが漬物の三大素材であるが、ほかの野菜類（白菜、蕪、生姜、人参、牛蒡、ワラビ）や、海藻（昆布、ワカメ）、キノコ（シイタケ、ナメコ）、花（桜花、菜の花）などの植物性の食物のほかにも、魚（タイ、サワラ、シャケ、アユ、イカ、タコ、アジ）、肉類（牛肉、豚肉、鶏肉）など、種々の食物が漬物の素材になる。

漬け方も、即席漬け、一夜漬け、浅漬けなど短期のものと、老ね漬け、古漬けなど長期のものがあり、日本が「漬物王国」といわれる理由がよくわかる。

白菜漬けにして一カ月後でも、白菜のビタミンCは四分の一程度しか失われないし、逆に、米糠の漬物の場合、ビタミンB_1は半日漬けで二倍、一日漬けで三倍にも増加するし、ビタミンB_2も乳酸菌の増殖とともに増えてくる。

野菜を漬物にすると、食物繊維も増える。腸にダブついている脂肪や糖分を排泄することによって生活習慣病の予防・治療に役立つ食物繊維も、漬物にすると、素材の野菜より水分が少なくなった分だけ、相対的に多くなるからだ。また漬物は、素材のままより硬くなるので、よく嚙む習慣がつき、唾液の分泌を促し、胃腸の働きを助けてくれる。

漢方の陰陽論でいえば、生野菜は本来、体を冷やす陰性食品なのだが、塩を加え、重石で圧力をかけて作られる漬物は、体を温め、滋養強壮作用を発揮する陽性食品に変化するといえる。したがって、「冷え性」、胃腸の弱い虚弱体質、アレルギー、貧血などの陰性体質の人には恰好の健康食ということになる。

塩分の害が叫ばれて久しいが、陽性体質の高血圧のおじさんなどが塩分を摂りすぎると、確かに高血圧、脳卒中、心臓病などの心配が増してくる。

しかし、アレルギー、膠原病、鬱病、糖尿病、高脂血症、ガン、貧血など、陰陽論でいうところの体熱が足りない陰性病で苦しんでいる現代人や寒い地方の人々にとっては、漬物をはじめ、明太子、佃煮、塩辛などの塩辛い陽性食品は、心身を温め、健康を増進するためには、むしろ必須の食物なのである。

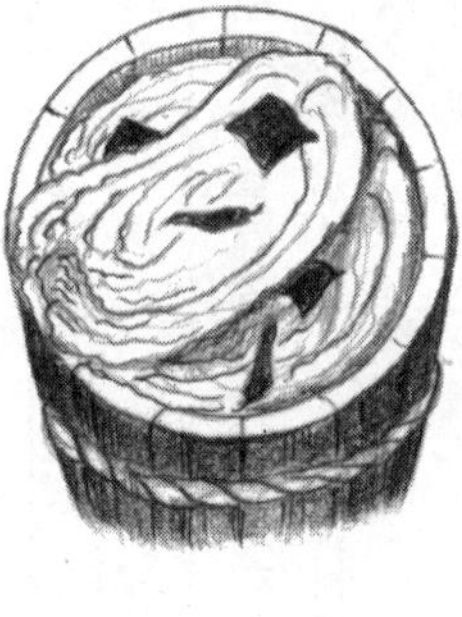

海藻類……コレステロール値を下げ、若さを保つ

日本人は海藻をよく食べる。しかも、海藻や小魚を多食する地方には長寿者が多いのである。日本人が海藻を食べるようになった歴史は古く、石器時代から、海藻を魚介類とともに食料にしていたようだ。『万葉集』にも「藻塩(もしお)焼く」煙が、よく登場する。

海藻類は、褐藻類(昆布、ワカメ、ヒジキ、モズク)と紅藻類(浅草海苔、テングサ)、緑藻類(青海苔)の三つに大別されるが、ワカメ、昆布、海苔の三つで、日本の全海藻の生産量の九〇パーセントを占める。また、海藻は野菜と同じくクロロフィル(葉緑素)を有し、光合成により生育するので、栄養成分も両者はよく似ているが、総合的な栄養価、健康に資する効力とも、海藻のほうが野菜よりずっと上だ。

海藻には、タンパク質は平均して一〇パーセント前後含まれているが、なかでも海苔には、何と四〇パーセント近くも含まれている。

海藻の旨味のもとであるアミノ酸としては、グルタミン酸(昆布、浅草海苔)、アスパラギン酸(昆布、浅草海苔)、アラニン(ワカメ、浅草海苔)、グリシン(ワカメ)などの含有がよく知られており、昆布に含まれるラミニンには降圧作用もある。ほかに、カイニン酸やドウモイ酸な

どのアミノ酸には駆虫作用もある。また、海苔にはタウリンが含まれていて降圧、強心、強肝、抗血栓、抗コレステロールなどの作用を発揮する。

海藻の脂質は、二〜四パーセントと少ないが、陸上植物と違って、EPAなどの魚介類に含まれる高度不飽和脂肪酸から成っているので、降圧、抗コレステロール、抗血栓などの作用を発揮する。炭水化物は約五〇パーセント含まれ、大部分が非消化性の、いわゆる食物繊維で、整腸作用、コレステロール・脂肪・糖・発ガン物質の除去・排泄作用を有する。とくに褐藻類のフコダインは、ヘパリンと同じく抗血栓作用を有し、さらに免疫力を高めて制ガン作用を発揮する。

ワカメ、昆布、海苔を水につけるとぬめりが出るが、これは多糖類のアルギン酸の作用で、コレステロール低下、降圧、塩分や食品添加物の排泄などの作用を有している。

ビタミン類は、A、B群（B_1・B_2・B_6）、C、Eなどが、野菜中の含有量よりずっと多く含まれているが、とくに海苔には、陸上植物にはほとんど存在しないビタミンB_{12}（不足すると悪性貧血になる）も含まれている。

海藻に含まれるミネラル類として特筆すべきは、ヨードの含有量が多いことである。ヨードは甲状腺ホルモンの原料となり、新陳代謝を高め、若さと健康を保つのに役立つからだ。そのほか海藻には、ナトリウム、カリウム、カルシウム、鉄、マンガン、マグネシウムなどが豊富に含まれていて、海水ミネラルの化身といってよいほどである。なお、ワカメに大量に含まれているクロロフィルは、口臭予防、コレステロール低下作用のほかにも、抗ガン作用も有する。

モズクにとくに多く含まれるセレニウムにも、強力な抗ガン効果がある。保存食品、優秀な健康食品として世界に誇りうるものに寒天がある。テングサを煮出して冷やし、ゼリー状にしたものがトコロテンで、これを凍結・乾燥させると寒天になる。過食で栄養過剰に陥っている現代人にとっては、食物繊維を豊富に含み腸内の栄養過剰物・老廃物を大掃除してくれるトコロテン・寒天は、恰好の健康食となる。なお、東洋医学的にいうと、海藻類は、赤、濃緑、茶と濃色の陽性の外観を呈しているので、野菜のように体を冷やすことはない。「冷え性」の人が海藻サラダを食べるときは、大根、玉葱をスライスし、ワカメを加えて、醬油味ドレッシングをかけて食べると、生野菜の冷える欠点を補い、なおかつ生野菜のサラダよりビタミン、ミネラルが豊富に含まれるので、健康増進に役立つ。

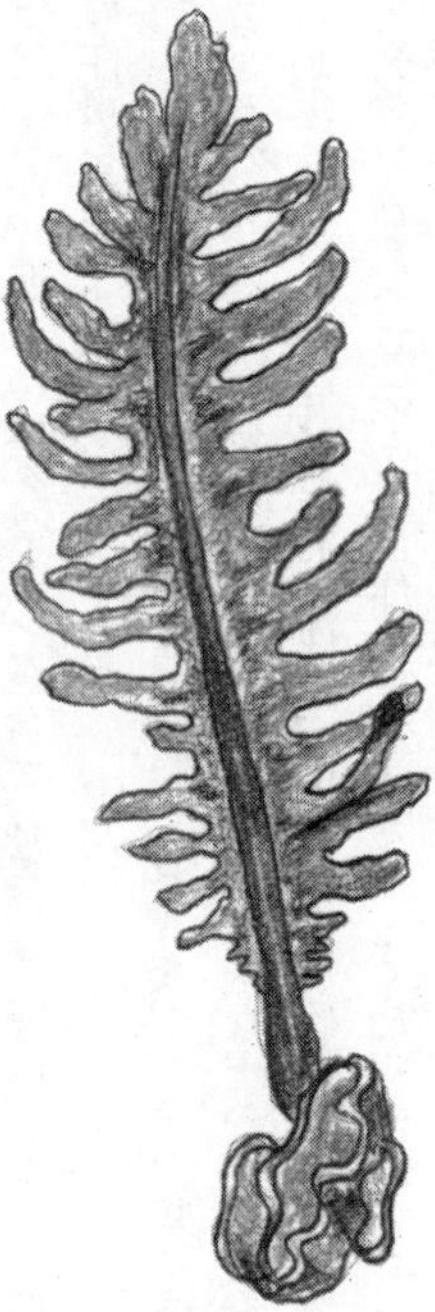

キノコ類……腸内の老廃物を一掃し、免疫力を高める

キノコ類は、担子菌類に属する微生物の子実体である。日本には約三千種のキノコが存在しているが、食用、薬用として利用されているのは約三百種である。『古事記』、『日本書紀』にもキノコの記録があるので、古くから食用にされていたようだ。

キノコの特徴は風味（香気）と旨味にあるが、香気の成分はレンチオニン（シイタケ）、メチルシンナメート（マツタケ）などで、旨味の成分は、グルタミン、グルタミン酸、アラニンなどのアミノ酸である。

キノコの栄養学的特徴は、容量が多いので満腹感が得られるのに、低カロリーであることだ。つまり恰好のダイエット食になる。

また、食物繊維が約四〇パーセントも含まれているので、腸内の有害物・老廃物・毒・発ガン物質を排泄し、血液をきれいにしてくれる。

さらに、キノコに含まれるエルゴステリンは、日光の紫外線の働きでビタミンDに変わり、腸内でのカルシウムの吸収を助けてくれる。ただし、カルシウム自体の含有量は少ない。また、ビタミンA（カロチン）やCの含有量もほとんどゼロである。

日本の代表的なキノコの一つであるシイタケは、シイの朽木に寄生するキノコで、昔から不老長寿の食べ物として珍重されてきた。このシイタケは、ビタミンB_1・B_2・B_{12}、カリウムが多く含まれているうえ、シイタケに特有の成分として、血中コレステロール値を下げるエリタデニンや、ガン細胞の増殖を抑制するレンチナンがある。

「匂いマツタケ、味シメジ」といわれるマツタケは、京都府、兵庫県、岡山県などで以前は多く採れたが、いまは生産量が激減し、中国や韓国、カナダから輸入されるようになった。マツタケにはビタミンB_2・C・Dが多く含まれるが、何といってもマツタケのいちばんの特徴は、あの独特の香気と旨味による食欲増進効果であろう。

シメジの旨味は、グルタミン酸やリジンによるもので、鍋物や炊き込みご飯によく用いられる。

ナメコの独特のぬめりの正体は、ムチンで、これは、タンパク質、アミノ酸の吸収をよくしてくれるので、味噌汁の具にはもってこいである。

マッシュルームは世界中で栽培されており、日本のシイタケ、中国のフクロタケと並び、世界の三大キノコとされている。食物繊維を多く含み、血中コレステロール値の低下作用を有する。

マイタケは、多糖類のグルカンを含有するので、免疫力を上げ、ガンに効くと喧伝されている。しかしすでに述べたように、ガンの原因は「血液の汚れ」であり、これをきれいにしない限り本当の予防や治療はありえない。

その点、マイタケをはじめキノコ類は食物繊維を多量に含み、胃腸の掃除をすることによって血液をきれいにし、なおかつ免疫力を増強するレンチオニンやグルカンを含むので恰好の抗ガン食品であるとはいえるものの、キノコさえ食べていればガンにかからないとする考えは危険だ。

食生活を含め、運動、精神生活を正し、体を温めることが、ガン予防、治療の要諦（ようてい）になるのだから。

なお、東洋医学的にいうと、キノコは容量があるわりに軽く、水分も多くて冷たいので、体を冷やす陰性食品である。したがって、よほどの陽性体質の人以外は、熱を加えて調理して食べるべき食品である。肝臓病、心臓病、腎臓病、高血圧、風邪、魚の中毒、肥満症に効くとして民間療法で重宝にされている「シイタケの煎じ汁」も、トロ火で煎じ、十二分に熱が加えられたものである。

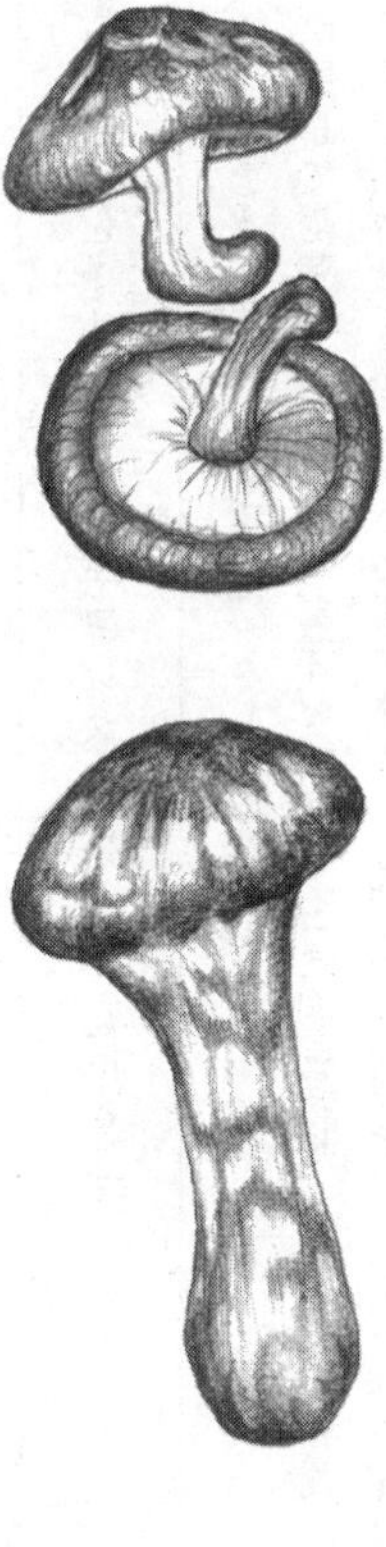

ビール……適量は胆石を予防し、善玉コレステロールを増やす

ビールは、大麦の麦芽とホップと水を原料にして発酵させた醸造酒である。大麦を発芽させて乾燥・焙焼して麦芽を作る。その麦芽を粉砕して温湯と混ぜ、摂氏六十五度くらいで糖化させ、麦芽成分を溶出させて濾過すると麦芽汁となる。この過程で、ビール色のもとになるメラノイジンとビール独特の香り（麦芽香）が醸し出される。そのあと、ビールの苦味に大いに関与しているホップを麦芽汁に加え、冷却して濾過する。

さらに、これに酵母を加えて発酵させ、貯蔵槽に移す。摂氏〇～二度の温度で二～三カ月、さらに発酵させる（後発酵）と、われわれが日ごろ、口にしているビールができ上がる。

ビールの主成分は、アルコール（五パーセント前後）と三～四パーセントのエキスである。エキスの大半はデキストリン、マルトースなどの炭水化物であるが、少量のタンパク質（約〇・五パーセント）も含まれる。少量ではあるがタンパク質は、ビールの泡立ちや味覚と大いに関係がある。ビールの特徴といえば、あの白い泡であるが、これは大麦が発芽中にできる起泡タンパクとイソフムロンの複合物とされる。

ビールは、瓶詰めにするときは加熱・除菌するのが普通であるが、それをしないのが生ビール

である。

ビールも赤ワインなどと同様に、適度に飲むと（一日に大びん二本以内）、動脈硬化を予防してくれる善玉のHDLコレステロールを増やす作用がある。フィンランドの国立公衆衛生研究所のピエトネン博士が、二万七千人のフィンランド人男性の食生活を三年間にわたり分析したところ、毎日ビールをグラス一～二杯飲む人は、まったく飲まない人より、胆石のできる危険性が四〇パーセントも下がることがわかったという。その理由として、ビールの利尿作用と、原料のホップが胆石の構成成分の一つであるカルシウムの排泄を促すことを挙げている。

ただ、ビールにも欠点がないわけではない。尿酸のもとになるプリン体を含むので、飲みすぎると高尿酸血症→痛風になる危険性が高まるからである。

漢方の陰陽論でいうと、ビールは水分を多く含み、さらに原料が漢方でいう涼性（体を冷やす性質）の大麦からできているので、体を冷やす陰性食品である。夏の暑いときに旨いのであるから当然ではあるが。

したがって「冷え性」の人がビールを飲むときは、体を温める陽性食品をつまみにするとよい。塩辛、フライドポテト（ポテトチップス）、塩ジャケ、佃煮、明太子などの塩分の多い食物（陽性食品）が、ビールのつまみとして旨いのは理に適っているのである。

ビールのつまみとして、もう一つ忘れてならないのがピーナッツ。百グラム中五百六十キロカロリー、タンパク質が二十五グラム、脂肪が四十七グラムも含まれる高栄養食品であるからだ。しかも、その脂肪のほとんどが不飽和脂肪酸なので、動脈硬化を予防する作用もある。そのほか、ビタミンB_1・E、コリン、パントテン酸などのビタミン類、カルシウム・マグネシウム・カリウムなどのミネラルも豊富に含まれている。ビタミンB_1はアルコールの代謝を促進するし、パントテン酸とカルシウムはストレスに抗する栄養素である。

ピーナッツをつまみにしながらビールを飲むと、日ごろのストレス解消にも役立つというわけだ。漢方の陰陽論でいっても、小さくて硬い（水分が少ない）ピーナッツは陽性食品である。陰性のビールと陽性のピーナッツで「よい塩梅」となる。なお、冬にビールを飲むときは、たとえ「冷え性」の人でなくとも、黒ビールを飲むのがベターである。麦芽を焦がして造る黒ビールは、黒い色なので陽性度が高く、普通のビールより体を温める作用が強いからだ。

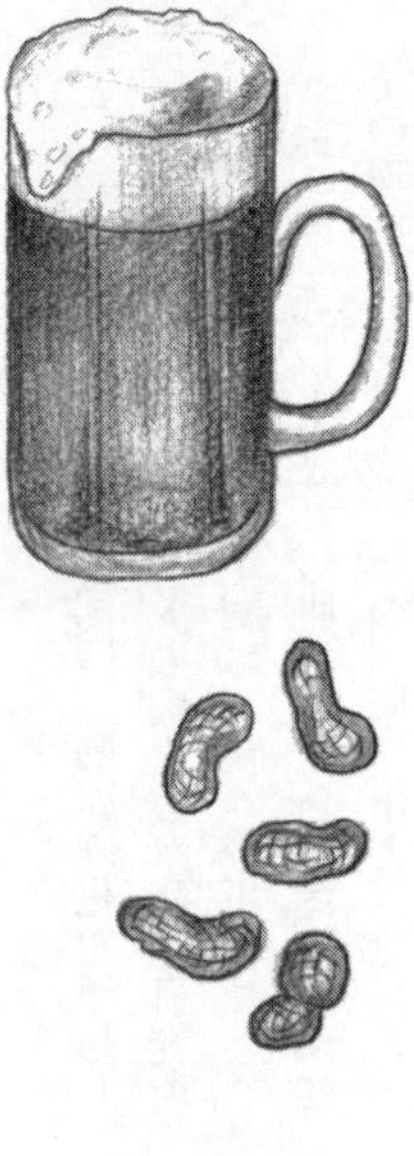

赤ワイン……血を増やし、体を温め、動脈硬化を予防する

ワインの歴史は人類の歴史と同じくらい古い。『旧約聖書』にも「ワイン」の文字は五百ヵ所以上出てくるし、「ノアの箱舟」で有名なノアは、大洪水が引いた後、真っ先に畑にブドウを作り、ブドウ酒を造って飲んだという。

ブドウにワイン酵母を加えて発酵させた醸造酒がワインであるが、ブドウの皮にはこのワイン酵母がいつもくっついているので、ブドウを放置してもワインができる。

赤ワインは、赤色または黒色のブドウの果実を潰して、果汁、果皮ともに発酵させて搾ったものので、白ワインは、緑色または赤色ブドウを原料にし、搾った汁を発酵させたものである。発酵直後のワインを樫(かし)の樽に入れて熟成させると乳酸菌が繁殖し、ワイン中のリンゴ酸を乳酸に変化させせ（マロラクティック発酵）、酸味が取れて味も香りもまろやかになる。

ワインの主要成分は、アルコール（八〜一四パーセント）とグリセリン（〇・五〜一パーセント）で、グリセリンが多く含まれるほどワインにコクを与え、甘口ワインになる。その状態が最も進んだものが貴腐(きふ)ワインである。

赤ワインの渋味は、抗酸化作用＝抗ガン作用として有名なカテキンが、ワイン貯蔵中に重合し

て醸し出される。さらに、赤ワインには、善玉のHDLコレステロール（動脈硬化を予防してくれる）を増やしてくれるポリフェノールが白ワインの十倍も含まれているということで、「赤ワイン健康法」が提唱され、ちょっとしたブームになっているのはご存じの方も多いだろう。

ドイツのワイン・アカデミー科学委員会のニコライ・ボルム博士は、「ワインは心臓病のほか、脳梗塞、ガンの予防、ストレスの解消に役立つ。ワイン製造の途中でブドウの皮や種子から生成されるポリフェノールが血行をよくして緊張感を取り去り、血圧を下げたり、ストレスを解消する」と、「英国医学会誌」（一九九五年五月六日号）に発表している。

また、デンマーク・コペンハーゲンで一万三千人の男女を十二年間も調査した結果、まったくアルコールを飲まない人に比べ、ワインを毎日三〜五杯飲む人は、心臓病・脳梗塞などの循環器系疾患での死亡率が五六パーセントも低かったという。ビールを飲む人も二八パーセント低かったが、ウイスキー、ブランデー、ウオッカ、ジン、ラムなどの蒸留酒を飲む人の循環器系疾患での死亡率は、逆に三五パーセントも高かったという。

さらに、アメリカ・イリノイ大学のJ・ペズート博士らは、「ワインやブドウに含まれるレスブラトロールという物質が発ガンを抑制し、ガンの転移も防ぐ」とアメリカの権威ある科学誌「サイエンス」に発表している。

こうして見ると、ヨーロッパで古くから、ワインが「薬」として用いられてきたのもうなずける。キリスト教では、赤ワインはキリストの血にたとえられ、神への供物にはかならず赤ワインが用いられてきたことは周知のことであろうが、古代ギリシャでは、戦場での傷口の消毒をはじめ、便秘、不眠症などの解消に用いられてきた。

また、いまでもヨーロッパのある地域では、心臓発作に際して、ワインを口に含ませる習慣が残っている。

これまでたびたび述べてきた漢方の「相似の理論」で考えてみると、赤ワインは血の色をしているので血を増やし、体を温めてくれるということになる。

実際のところ赤ワインには、造血成分の鉄が豊富に含まれているのである。体を温め、血行をよくして造血作用も有する赤ワインは、漢方的にいっても、心臓病、脳卒中、冷え、貧血、風邪、生理不順など種々の病気の予防や治療の助けになると考えることができるのである。

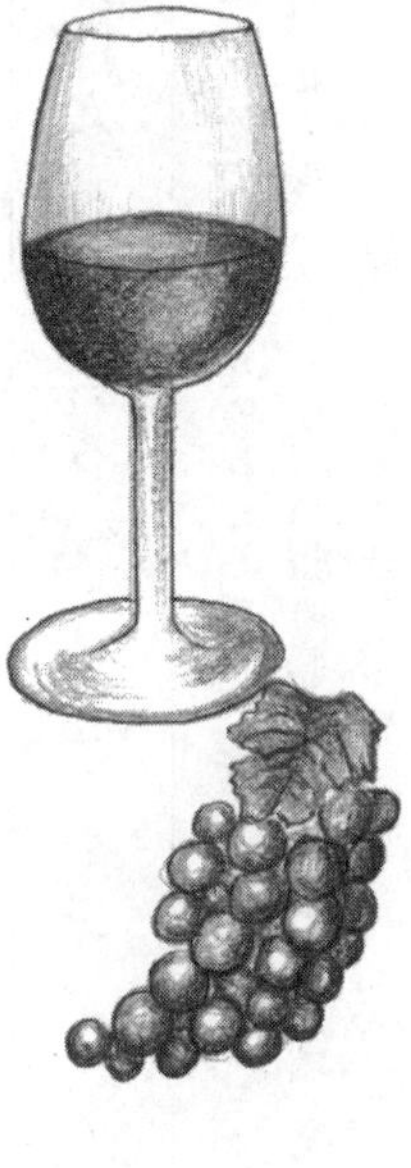

日本酒……ガン細胞の増殖を抑え、体を温める

すべてのアルコール飲料は、糖または炭水化物の糖化物を原料にして、酵母によってアルコール発酵させて醸造したものである。日本酒、ビール、ワインなどの醸造酒と呼ばれるものは、発酵させたものを搾っただけのお酒で、アルコール分は低く、エキス分が高い。

これに対して蒸留酒と呼ばれるものは、ウイスキー、ブランデー、ウオッカ、ジン、ラム、焼酎など、醸造酒を蒸留して造った酒で、アルコール分が高く、エキス分は低くなっている。

『古事記』に、「コノハナサクヤ姫」が、米を噛んで酒を造ったという件があるが、米（デンプン）の糖化が唾液（アミラーゼ）により成された、ということになる。もともと、「酒を醸す」＝「醸造」の「かもす」の語源は「噛む」に由来しているようだ。

ウイスキーは大きく二つに分けられる。大麦麦芽を糖化してアルコール発酵させた後、蒸留したものがモルトウイスキー、穀類（コーン、ライ麦など）と麦芽を糖化してアルコール発酵させたものはグレーンウイスキーという。その後、オーク樽に貯蔵して熟成させる。アメリカン（バーボン）・ウイスキーで二年以上、スコッチ・モルトウイスキーで三年以上の熟成が義務付けられている。ブランデーは果実酒を蒸留したものの総称で、アップルブランデーなどもあるが、単

にブランデーというときはブドウのブランデーのことである。

ワインを蒸留して得た七〇パーセントくらいのアルコール分の蒸留酒をオークの新樽に詰めて貯蔵すると、時間の経過とともに芳香と甘味が醸し出され、色も濃くなってくる。ブランデーに表記してある「三星印」で五～八年、「V．O」で十～十五年、「V．S．O」で十五～二十年、「V．S．O．P」で二十～三十年、「X．O」「ナポレオン」で四十～七十年、「Extra」に至っては七〇年以上の貯蔵期間を表わしている。

東洋医学的にいうと、ウイスキーの原料が涼性の大麦なので、ウイスキーは体を冷やすといえる。これに対して日本酒やブランデーは、その原料が間性食品である米やブドウなので、日本酒やブランデーは体を温めるということになる。つまり、ウイスキーは陽性体質の人向きのアルコールであり、肉食（陽性食品）とは相性がよく、日本酒やブランデーは「冷え性」の人に向いているということになる。

デンマークの防疫研究所の調査では、一九六四年から一九九三年までの三十年間に二万八千人の男女のアルコール摂取状況と肺ガン発生率を調べた結果、ワインを週に十四杯以上飲む人の肺ガン罹患率は、飲まない人より五〇パーセント低いのに対して、ウイスキーやブランデーなどの蒸留酒を飲む人は逆に五〇パーセントも高いということがわかっている。

「赤ワイン」のところでも述べたが、同じくデンマークでの疫学調査で醸造酒のワインを飲む人の循環器系疾患での死亡率は、飲まない人より五六パーセント低く、逆に、ウイスキー、ブランデー、ウオッカ、ジン、ラムなどの蒸留酒を飲む人の同疾患での死亡率は三五パーセントも高かった。

日本でも、秋田大学医学部の滝沢行雄（たきざわゆきお）教授によって、「日本酒には、ガン細胞の増殖を抑える働きがあるが、ウイスキー、ブランデーなどの蒸留酒には、その作用がない。日本酒に含まれるアミノ酸や糖類などのエキス分にガンを抑える効果があるらしい」と発表されている。したがってアルコール類は、エキス分を多く含む醸造酒のほうが健康効果が高いという結論になりそうだ。とはいえ、日本酒で二合、ワインでグラス二〜三杯、ビールで大びん二本以内の酒量が、体を温め、善玉のＨＤＬコレステロールを増やして「酒は百薬の長」となりうる限度のようだ。くれぐれも、飲みすぎに注意されたし。

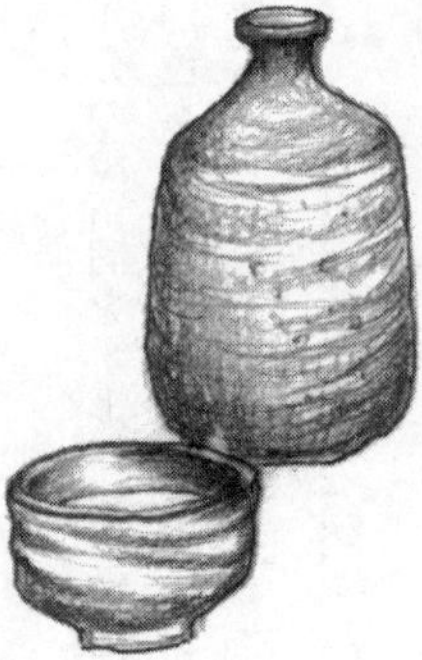

緑茶・紅茶・ウーロン茶……中性脂肪値を低下させ、胃ガンを予防する

緑茶は、ツバキ科の茶の木の新芽を蒸して、揉捻機で揉みながら乾燥させたものである。蒸すという作業を行うのは、茶葉中の酸化酵素（ポリフェノールオキシダーゼ）を破壊し、発酵を止め、茶葉の鮮緑色を維持するためだ。

これに対して、茶葉を萎びさせながらよく揉み、酸化酵素の働きで発酵させると、カテキン類が酸化されてテオフラビンやテアルビジンに変化し、赤色や褐色の色調と香気を持った紅茶ができる。つまり、緑茶が無発酵茶であるのに対して、紅茶は発酵茶である。また、半発酵状態で止めたのものがウーロン茶である。

漢方でも、緑茶は「血を清め、尿を通じ、食欲を益し、疲れを癒し、心身を爽快にする」とされるが、現代科学も、緑茶のさまざまな効能を明らかにしている。含有成分のカテキンが脂質代謝を改善し、血中のコレステロール、中性脂肪値を低下させる。同じくエビガロカテキンは、殺菌・抗毒作用があり、コレラ菌、赤痢菌、O-157、風邪ウイルスなどを殺菌する作用を持っている。風邪を引いたときののどの痛みには、緑茶でうがいすると著効を呈する。同じくピロリ菌をも殺菌するので、胃潰瘍や胃ガンも防ぐ。

また、このカテキン類は活性酸素を除去する作用があるので、緑茶はガンをはじめ万病を予防するといえよう。そのほか、緑茶の中のカフェインには覚醒作用、利尿作用があるし、ストレス解消にも役立つ。さらに緑茶にはビタミンCが豊富なので、風邪の予防や美肌効果も期待できる。ビタミンC不足から起こる壊血病は、ヨーロッパでは「風土病」として長年恐れられてきたが、日本の歴史には「壊血病」が登場しない。これも、「日常茶飯事」という言葉に見られるように、日本人が昔から緑茶を飲んできたおかげであろう。

これほど結構ずくめの緑茶も、体をあまり動かさない人が飲みすぎると「有害」になることもある。筆者はこれまで、何百人ものリウマチ患者を診てきたが、その方々に初診のとき、「あなたは、お茶や果物が大好きでしょう?」と尋ねると、例外なく「はい」の答えが返ってくる。緑茶も果物も、含有成分は健康によい成分ばかりなのだが、「お茶」の九九・八パーセントは水分だし、果物も水菓子と称されるごとく九〇パーセント以上が水分だ。

雨が降ると頭痛や神経痛が起こりやすいという人が多いし、寒いと腰痛や関節痛が酷くなるという人が少なくない。リウマチをはじめとするこうした「痛み」の病気は、漢方では「冷え」と「湿気(水)」によって生ずると考える。その証拠に、入浴などで体を温めると痛みは軽減する。

したがって、運動や労働を十分にしない人が、お茶や果物などで水分を摂りすぎると、体内に水分過剰=「冷え」を招き、リウマチなど種々の痛みの病気になりやすいわけだ。

お茶はインドが原産、つまり南方産のものだから、本来は体を冷やす陰性食品である。インドを統治していたイギリス人が、緑茶のあまりのおいしさに、イギリスに持ち帰って飲んでみたのだが、「体が冷えておいしくない」ことを悟り、やがて紅茶を飲むようになった。発酵させて暖色の赤（黒）に変化した紅茶は、体を温める作用を持つようになったのだ。寒いヨーロッパで緑茶が普及しなかった所以でもある。カテキンも、紅茶には玉露に次ぐほど多く含まれている。

筆者が一昨年、ある健康雑誌で、一杯の紅茶に、一つまみのすりおろし生姜とハチミツ適量を入れた生姜紅茶（ジンジャーティー）を毎日二～三杯飲む健康法を提唱したところ、実践された読者から、「体重が三カ月で五キロ減った」「むくみが取れた」「血圧が下がった」「痛みが軽減した」「便秘がよくなった」などのお便りを多数頂戴した。

紅茶と生姜の体を温める作用と利尿作用の相乗効果によるものと思われる。ぜひお試しあれ。

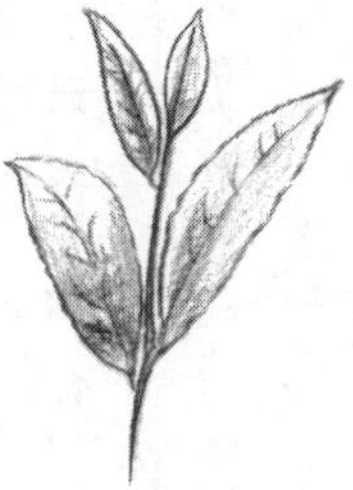

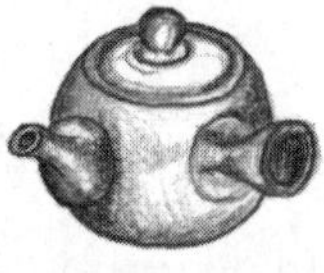

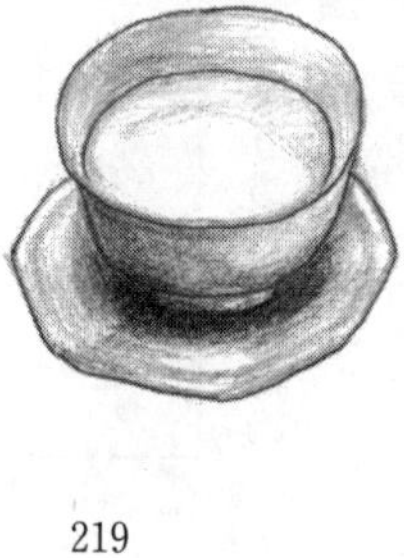

ココア・チョコレート……体を温め、精を強め、淫を催す

セオブロマ・カカオ（カカオ樹）という木になる実（カカオ・ビーンズ）をすり潰し、種々の香料を混ぜて水で溶いたものを、古代マヤ人たちは強壮・強精剤として愛用していた。

このカカオを一五一九年、母国スペインに持ち帰ったのが、アステカ王国を滅ぼしたコルテスである。現在のココアは、カカオ・ビーンズを炒って種皮と胚芽を取り去った後に残るニブ（胚乳）を摩砕し、圧搾（あっさく）したときにできるココアバターの一部を除去して粉末にしたものである。

混ぜもののないピュアココアと粉乳・砂糖などを混合したミルクココアがあるが、脂肪含有量は前者が二一・六パーセント、後者が六・八パーセントである。タンパク含有量はピュアココアが一八・九パーセント、ミルクココアが七・四パーセントと、いずれにしても高タンパク・高脂肪食品である。といっても脂肪は植物性脂肪なので、摂りすぎない限り高脂血症を促すことはなく、むしろ、抗脂肪的に働く。

ビタミンA、B群、Eなどのビタミン類、カルシウム・鉄・カリウム・マグネシウムなどのミネラル類も豊富に含まれている。とくにセロリなどと同様に、「セックス・ミネラル」と呼ばれる亜鉛の含有量の多さは特筆に値する。コルテスは「カカオを一杯飲むと人は一日中歩きつづける

ことができる」と言っているが、古代マヤ人が強壮・強精剤として愛用していたことがうなずける。

ココアには食物繊維の一種のリグニンも含まれている。リグニンは腸内の有用菌（ビフィズス菌や乳酸菌など）を育てて整腸作用を促し便秘を防ぎ、余分なコレステロール、脂肪、糖分、発ガン性物質を大便とともに排泄し、高脂血症、糖尿病、ガンの予防に役立つ。

また、ココアには、緑茶・紅茶などと同様に、活性酸素を除去するカテキン類も豊富に含まれている。ガン、動脈硬化、老化などの予防にも効果を示す食品の一つなのだ。なお、ココアにはコーヒーと同じように大量のカフェインが含まれていると誤解している向きもあるが、ココアのカフェイン含有量はお茶やコーヒーに比べて少ない。

漢方の陰陽論でいうと、ココアは熱帯産であるゆえ、体を冷やす陰性食品であると考えられがちであるが、硬い（水分が少ない）種子が原料であること、外観が濃い焦げ茶色であること（陽性の属性）からしても、体を温める陽性食品としてよい。ココアを飲むと体が温まるのはその証拠である。したがって「冷え性」の人は、お茶やコーヒーよりもココアのほうが健康によい。

ココアといえばチョコレートの原料であるが、南米から欧州に伝わったココアは、やがて粉にして菓子を作る原料にも用いられ、一八七六年、スイスで初めてチョコレート（板チョコ）が誕生した。よく知られているようにチョコレートは、高タンパク、高脂肪、高糖質、高カロリー、高ビタミン、高ミネラルな食品である。ちなみに、ミルクチョコ百グラム中のカロリーは五十五・

三キロカロリーで、タンパク質＝八・五グラム、脂肪＝三十三・三グラム、糖＝五十四・四グラム、カルシウム＝二百六十ミリグラム、鉄＝一・二ミリグラム、亜鉛＝千五百マイクログラム、ビタミンB_1＝〇・〇八ミリグラム、B_2＝〇・三四ミリグラム、E＝一・二ミリグラムが含まれている。しかも、前述したように、漢方でいっても、体を温める陽性食品であるココアを原料にしているから、チョコレートは非常食としても最適である。冬山で遭難して救助された人が、「毎日、チョコレートと水で飢えをしのいだ」という言葉をよく口にするのもうなずけるわけだ。

二月十四日はバレンタインデー。最近は義理チョコも含めて、女性が男性にチョコレートを贈る習慣がすっかり定着した。女性は、意中の男性にチョコレートを贈るとき、チョコレートが高栄養で、強壮・強精、延いては催淫作用を有し、心身の情熱を燃やす食べ物であるということを知っているのだろうか。それとも、女性本能に根ざした「深謀遠慮」なのだろうか。

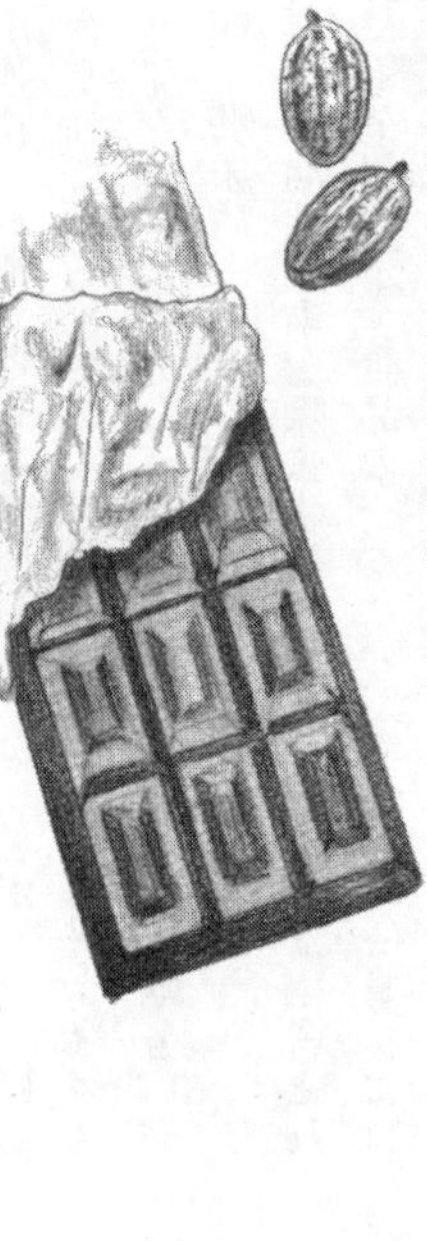

お願い――

この本をお読みになって、どんな感想をもたれたでしょうか。「読後の感想」を左記あてにお送りいただけましたら、ありがたく存じます。

なお、このほかに、「カッパの本」では、どんな本を読まれたでしょうか。また、今後、どんな本をお読みになりたいでしょうか。

どの本にも誤植がないようにつとめておりますが、もしお気づきの点がありましたら、お教えください。

ご職業、ご年齢などもお書きそえくだされば幸せに存じます。

東京都文京区音羽一‐一六‐六
（〒112‐8011）
光文社「カッパ・ブックス」編集部
e-mail:kappa@kobunsha.com

血液をサラサラにする健康法 ガン、動脈硬化、糖尿病よ、さようなら

2001年6月30日 初版1刷発行

著者	石原結實
発行者	松下厚
印刷所	堀内印刷
製本所	榎本製本

発行所 東京都文京区音羽1 株式会社 光文社
振替 00160-3-115347
電話 編集部 03(5395)8170
販売部 03(5395)8112
業務部 03(5395)8125

落丁本・乱丁本は業務部へご連絡くだされば、お取替えいたします。

ISBN4-334-00712-0
Printed in Japan

KAPPA BOOKS　　KOBUNSHA

「カッパ・ブックス」誕生のことば

カッパは、日本の庶民が生んだフィクションであり、みずからの象徴である。

カッパは、いかなる権威にもへこたれない。非道の圧迫にも屈しない。なんのへのカッパと、自由自在に行動する。その何ものにもとらわれぬ明朗さ。その屈託のない闊達さ。

裸一貫のカッパは、いっさいの虚飾をとりさって、真実を求めてやまない。たえず人びとの心に出没して、共に楽しみ、共に悲しみ、共に怒る。しかも、つねに生活の夢をえがいて、飽くことを知らない。カッパこそは、私たちの心の友である。

この愛すべきカッパ精神を編集モットーとする、私たちの「カッパの本」Kappa Books は、いつもスマートで、新鮮で、しかも廉価。あらゆる人のポケットにあって、読むものの心を洗い、生きる喜びを感じさせる——そういう本でありたい、と私たちは願ってやまないのである。

昭和二十九年十月十日

光文社